跳出眼睛来护眼

——721 近视防控与视觉环境

胡向明　著

中国科学技术出版社

·北　京·

图书在版编目（CIP）数据

跳出眼睛来护眼：721近视防控与视觉环境 / 胡向明著 .
-- 北京：中国科学技术出版社，2023.3
ISBN 978-7-5046-9925-1

I. ①跳… II. ①胡… III. ①近视—防治 IV. ① R778.1

中国国家版本馆 CIP 数据核字（2023）第 031161 号

策划编辑	符晓静
责任编辑	符晓静　齐　放
封面设计	红杉林文化
正文设计	中文天地
责任校对	张晓莉
责任印制	徐　飞

出　　版	中国科学技术出版社
发　　行	中国科学技术出版社有限公司发行部
地　　址	北京市海淀区中关村南大街16号
邮　　编	100081
发行电话	010-62173865
传　　真	010-62173081
网　　址	http://www.cspbooks.com.cn

开　　本	880mm×1230mm　1/32
字　　数	78千字
印　　张	3.5
版　　次	2023年3月第1版
印　　次	2023年3月第1次印刷
印　　刷	北京博海升彩色印刷有限公司
书　　号	ISBN 978-7-5046-9925-1 / R・2985
定　　价	39.90元

序 言

　　不论在德国的汉堡，美国的西雅图、纽约，加拿大的温哥华，还是在中国的北京、河北、河南、山东、山西、广东、广西等地，每当我们谈到"近视防控与视觉环境"时，现场的专家、学者、政府官员，还有家长、学生、老师等，都惊叹连连道"没想到""大开眼界""这是一个全新而科学的系统"等。一位疾控专家称："这为近视防控开辟了一条光明大道"，还有多年从事视力保护的著名专家感叹道："我们从事了一辈子眼睛健康的工作，怎么也没有想到，要跳出眼睛来护眼。"接踵而来的声音就是："怎么不早点儿告诉我们？早些让我们知道就不致如此了。"多年来，中、外多方督促我们出版成书，以便于更广泛地传播。在被催促多年后，今年机缘成熟，受益多方支持编辑成书，希望供大家探讨交流。也特别感谢美国和德国的朋友，使本书在美国和德国同步出版。

　　百年来，近视防控一直是全球话题，这个话题在近年也得到了前所未有的重视，特别是在中国。但是，近视防控的效果却一直不尽如人意，近视防控、视力保护、视力恢复的方法成千上万，国家与学校、家长在金钱、时间、精力方面的投入，也是巨大的。很多探讨、研究及实践，都是非常有意义和有价值的，可是近视率，却依旧像一匹脱缰的野马，狂奔不止。

其实，凡事都有源头，只要从根源做起，科学系统地解决，应该是比较行之有效的。

爱因斯坦说："所有重大问题的解决，都不在产生问题的层面。"本书旨在跳出眼睛，探讨近视防控的根本问题，从源头上系统而轻松地解决近视防控问题。

我们在视觉环境领域经过近30年的持续研究和实践，结合全世界业内人士的多年研究，以及我们自主的视觉环境研究实践，提出了以视觉环境改善为制高点的"721近视防控系统"，并提出了以下3点思路和方案：

1. 近视要有一个全面系统的防控，按照"7分防""2分护""1分治"来分配精力和重点。

2. 近视防控的重点在"防"，要在"7分防"上多下功夫，否则只在"2分护"和"1分治"上下功夫，永远得不到我们希望的结果。

3. "防"的重点在改善视觉环境，即眼睛之外的光源、色彩、空间布局等的视觉环境因素的改善。这样就可以系统、科学而轻松地解决近视防控问题。在实践中也收到了令人惊喜的效果。相关的理论和技术应用，在全球10多个国家的使用反馈都非常良好，获得了国内外专家和用户一致的高度好评，这在护眼界是罕见的。"721近视防控系统"不排斥任何现有的技术和方法，并且为每一个技术和方法在系统中确定了一个科学合理的位置，有望让近视防控事业向有序化发展，改善目前"各路英豪各执一词，千万百姓雾里看花"的现象，在"721近视防控系统"基础上，结合已有的方法措施，就能达到近视防控的预定目标。

如果只是为了近视防控保护视力，大家看了本书后，做到下面 3 点，无须花费太多时间、精力、财力，就能保护好视力。

1. 核心掌握护眼的重要性与必要性，建立护眼的愿望。

2. 注意及时休息眼睛。

3. 避免读写空间、教室、儿童房等视觉空间的重大视觉环境污染问题。

在视力护理和康复训练方面，本书也提供了一些简易有效的方法。而视觉环境的改善与近视防控带来的益处，远远不止于"视力不下降"，实践中发现，在良好的视觉环境下，孩子的情绪也得到了一定改善，对狂躁、抑郁、自闭等心理异常有一定帮助，专注力也提升了，"孩子变得开朗了""孩子坐得住了""做作业快了""学习效率提高了"，甚至有学校校长反馈，"孩子的自信心和自豪感提高了"。这些反馈，也让我们和家长、老师倍感惊喜。本书也提供了一些提升专注力的训练方法，希望对家长、学生有所帮助，祝愿孩子全面健康地成长。

视觉环境是个跨多门学科的新兴交叉学科，需要多方的支持合作。在发展过程中得到了国内外众多专家和机构的支持，特别是国内众多顶级眼科专家、视疲劳专家、眼视光专家、心理学专家、建筑设计专家、色彩专家等。中国科学院心理研究所的专家帮助促进了我们此项工作的国际化探索，在德国中德中心邀请下，我们赴德国交流，与德国的视光专家、光学专家、心脏病专家、健康管理专家等一线专家多次深度交流。还有美国眼科学会（AAO）的专家、美国绿色建筑委员会（USGBC）的委员、瑞典的人体工程学家、挪威的光学应用专家、瑞典皇家艺术学院的色彩专家等都提供了非常直接的支持和鼓励，在此表示衷心的感谢。

在视觉环境走向学科化的研究进程中，也得到了众多专家的支持。特别感谢与 2006 年德国柏林大学光学专家 Lobert 博士在密闭空间视觉环境研究中的系统合作；在 2014 年首届电脑视疲劳研讨会上，北京大学原校长、著名物理学家陈佳洱院士提出，视觉环境可以作为单独的学科甚至成立单独的学院；2020 年，中国建筑科学研究院李东彬总工程师，认为视觉环境已经形成了完整的理论体系，并建议在建筑业内作为基础学科推广；2021 年，德国品牌大学的单凡校长邀请我们到德国设立专门的视觉环境专业并建立视觉环境学院。

视觉环境研究也在逐步走向产业化。中国社会科学院著名产业研究专家丁力教授指出，"视觉环境产业给很多传统产业带来了发展方向和空间。"一些建筑设计专家，认为视觉环境会给建筑行业带来升级，即把建筑从普通身体居住空间，上升到给身心健康居住的空间。我们在城市建立视觉环境产业大厦、产业园的实践中，逐渐实现生态链式的落地。

新事物的发展，其核心还是意识问题和人才问题。我们未来将加大科普力度，加大人才培养。本书也将作为科普书籍和视觉环境健康师人才培训的基础教材，用于科普和教学培训。

在成书的过程中，得到了国内外诸多专家和朋友的支持与帮助，无比感恩。因篇幅有限无法一一列举，隆重感谢：胡向阳、孙沛、胡运韬、单凡、常锵、魏馨蕾、崔蕾、张楠、韩署光、彭成镜、吴庆林、孙俞、钟丽欣、胡威霖、胡琦岬、胡向斌、束庆飞、汤丽、王欣。

2023 年 1 月 19 日凌晨于北京

前　言

　　我们对环境的认识，往往是从环境被破坏，并对我们已经产生巨大伤害后，才真正开始的。空气、水的环境污染如此，视觉环境污染也是如此。视觉环境包括光、色彩、空间等因素的整体环境，从农耕时代到工业时代的初期阶段，主要以自然的视觉环境为主，还没有出现视觉环境污染。直到近代城市照明充足后，天文学家发现观测天象会受到城市照明的影响，才提出了光污染（即视觉环境污染的一部分）。进入 21 世纪后，电子光和电子屏幕的大量应用，让人们进入了手机不离手的眼球经济时代与光电信息时代。由此直接带来的健康问题就是近视率飙升与各种眼疾，还有身心健康问题。眼干、眼涩、眼疼、头晕、头疼、青光眼、白内障等成了常用手机、电脑的青壮年的常见病。一系列身心健康问题频发，包括脑出血、颈椎病、心脏病、肝病及心理异常、情绪低落等。而孩子焦虑、狂躁、抑郁、注意力不集中等现象也日益变得严峻。由于互联网的普及和电子屏幕的广泛应用是全球性的，不只是中国、日本、新加坡等亚洲国家的近视率逐年升高，欧美国家的近视率也在近年急剧上升，由此带来的身心健康问题也日益严重。

全球关于近视防控与视力保护、视力提升方面的技术、产品、方法、理论等数以万计，其中很多都让人觉得有道理，也有一定的效果，但是，因为大众缺乏一套简洁清晰的理论指导，所以认知比较模糊，没有对近视及其深远危害形成科学认识。大多数人，包括机构、政府，做了许多尝试，付出了很多时间、财力、精力，但是一直没有得到真正令人满意的结果。

现在的近视防控主要有 3 个关键问题：

一是大众完全没有意识到问题的严重性。

近视本身的影响非常有限，大多数人并不知道近视背后的视疲劳对身心的巨大危害。因此，大部分人没有口头表述的那么重视，也就没有切实深究和采取有效手段。

二是大多数方法从视力矫正本身入手，没有找到导致近视的根本原因，而真正有效的防控方法应该从预防入手。

三是还没有一套可行、有效的方法，去系统指导近视防控。

本书旨在以科学系统的方法、图文为主的方式，来系统地阐述近视防控，以期达到如下目标：

1. 明明白白：让大家简明清晰地知道近视产生的原因，以及对身心健康的危害，包括大脑、颈椎、心脏、肝脏、情绪、心理健康等，真正意识到在眼球经济时代和光电信息时代，最大的健康问题来自眼疲劳，根源在于视觉环境，真正从思想上重视起来，才有可能采取积极有效的措施和行动。

2. 轻轻松松：让大家明白，眼睛问题的根源不在眼睛本身，要跳出眼睛，系统地看，看清楚根本原因是视觉环境。一定要从改善视觉环境入手，这样重要问题才能轻松解决。

3. 开开心心："721 近视防控"系统，主张以视觉环境为制高点，采取系统的防控，强调"7 分防""2 分护""1 分治"，给现有的近视防控方法一个科学有序的定位，给"防"一个清晰有效的抓手。无论个人还是机构，都可以采用这个科学系统的指导方法，从而实现低成本、有效地达到近视防控目标。现有技术和方法也可清晰定位，巩固自己的成果，从而获得大家都满意的结果（现有护眼方法，大多反弹严重，难以持续发展）。而每个人的收获远不止近视防控，还能带来身心健康水平的提升，并且对提升专注力及心理健康都有助益，也有机会参与一个新兴产业。

　　愿每个孩子眼睛明亮、身心健康，愿全世界都有一个光明的未来。

2023 年 2 月于北京

目 录

护眼的哲学：跳出眼睛来护眼

第二篇   **护眼的科学：721 近视防控系统**

第一篇

护眼的哲学：
跳出眼睛来护眼

视力原来如此丰富多彩

 问：你觉得视力包含什么？你认为眼睛能分辨出多少种色彩？

（一）拓展眼界：有多少种"视力"

我们印象中的视力属于"远视力"，就是看远的能力，但其实视觉能力远不止于此。常见的视觉能力包含以下几种：

1. 远视力

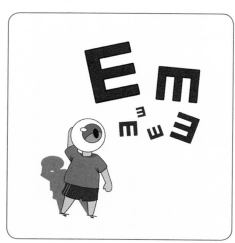

即看远的能力，眼屈光学测试的对远距离物体观察的能力。远视力如果减弱，就会导致裸眼无法辨别距离较远的物体，也就是我们常说的"近视眼"。检查视力时，通常用"E"字视力表，还有用"C"字或其他图案的视力表。

2. 近视力

即看近的能力，也就是近距离调节的能力。近视力如果减弱，就会导致裸眼无法看清楚离得太近的物体，也就是我们常说的"远视眼"或"老花眼"（图1-1）。

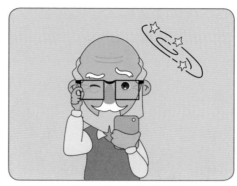

图 1-1 "远视眼"或"老花眼"的表现

3. 色彩视力

即分辨色彩的能力，是一种专门的能力。该能力如果减弱或缺失，就无法正常辨别色彩，就是我们常说的色盲。常见的有绿色色盲、红色色盲、蓝色色盲和多种色盲及全色盲（图1-2）。

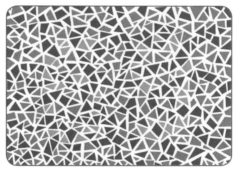

图 1-2 找出数字

4. 立体视力

即双眼辨别物体形状、大小、距离的视觉能力。这是一个非常重要的能力。立体视力功能正常，就能迅速地查找出需要的图案和物体，测试时按照查找设定图案的时间为立体视敏度，以秒计算，正常值为 100 秒。立体视力异常会导致：眼球震动、斜视、对眼、看东西歪头眯眼没有立体感、手眼协调能力差。

在检查过程中，通常可用两种方法：①同视机检查，可检查双眼视功能，包括同时视、融像、立体视三级视功能。检查立体视觉时需用立体视画片。可根据同视机检查说明进行，得出结果后加以判定；②立体视觉检查器，由 3 块厚薄不同的测验板组成，每块板印有 4 幅随意网络结构图案，其中一幅图案的中间是凸出来的（从另一面看是凹进去的）。

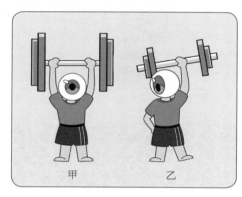

甲　　　　乙

5. 运动视力

即辨别运动方向、速度等的视觉能力。运动的协调能力，在视觉上也是有体现的。运动视力差的人，无法较好地完成跑、跳、射击、投、运、传、击、打等动作。

6. 明视力

即在明亮环境下的视力。在白天或者光线充足的地方，视细胞中主要是视锥细胞在发挥作用，用这种状态看物体时称为明视力。人眼在环境亮度大于 3 烛光 / 平方米以上的视觉为明视觉。在明视觉中，有一个衡量视觉敏感度的视觉敏感曲线——正常亮度下人眼对 550nm 的光谱最敏感，弱光下则对 490nm 左右的光谱最为敏感。所以，目前市场上做安全服装的时候，主色调就是明绿色的 550nm 的背心，非常显眼，易于察觉和辨识。

7. 暗视力

即在暗的环境下的视力。在夜晚或者光线较暗的地方，视细胞中主要是视杆细胞发挥作用，用这种状态看物体时称为暗视力。视觉细胞的反应有一个过程，从明空间到暗空间要进行适应性调节，这个适应会需要一段时间，这叫暗适应。例如我们从室外，进入电影院放映厅的黑暗空间，初步适应要 60 ~ 90 秒，而完全的暗适应，则需要 30 ~ 40 分钟。

8. 主视力

两个眼睛中，应用更多、更常用的眼睛，是主视力眼。就像人有左撇子和右撇子一样，两个眼睛也有主次之分。测试方法：用食指指向远处 5m 外的一个目标，然后闭上一只眼睛。如果发生偏移，则闭上的那只眼睛，就是主视力眼。如果单一眼睛视力下降，一般情况下就是主视力眼下降，因为在日常视觉环境中，主视力眼承担的视觉负担更重。我们在射击、指向、定位等的时候，都是以主视力眼来确认的。

（二）拓展认知：有多少种"色彩"

通常人们对颜色的认知为"彩虹七色"——红、橙、黄、绿、青、蓝、紫。其实人类的视觉非常敏锐，普通人能够识别多达 50 万 ~100 万种颜色，有的人能达到 700 万 ~1000 万种颜色，这些数据足以说明人类的色彩视力是非常出彩的。随着科技的进步，目前电子屏幕已经大约能够表现出 1667 万种颜色，现在的手机、电视机等屏幕基本上都能够达到这个标准。有些非常高级的等离子电视机屏幕甚至能够表现出 36 亿多种颜色。不过，即

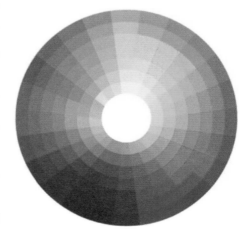

使这些电视机屏幕能够显示更多的颜色，但是对于普通人的眼睛来说基本上没有差别。因为超过 1000 万种颜色之后，人眼就很难分辨出区别了。这可能远远超出我们的想象，世界也本应多姿多彩，古人说的"万紫千红"是真实存在的。

实际被存放命名的色彩库，其中比较有名的在瑞典皇家艺术学院，存放色彩有 20 多万种。

而现实应用中，纺织、涂料、印刷等参考本上的色彩有 2000 种左右。即便如此，人们也已经目不暇接。人类的色彩应用，远未开启。

（三）拓展认知：眼睛怎么"看"

1. 眼睛结构与视觉形成

（1）眼睛结构（图 1-3） 眼睛系统是个感光系统，由眼球系统、视觉神经系统和视觉中枢三部分组成。其中，眼球在整个系统的最前端，其结构非常像一部"照相机"——眼皮就是"快门"，瞳孔和巩膜就是"光圈"，角膜、晶状体、房水等就是"镜头系统"，视网膜就是"底片"。

（2）视觉的形成（图 1-4） 视觉的形成，是一个光电效应的解析过程。外界的光和色彩，以光量子的形式，以每秒 30 万千米的速度，通过眼球光学成像系统落在视网膜上，在视网膜的视细胞上，产生光电效应，将光信号转化为生物电信号，再由视觉神经传递到大脑视觉中枢形成视觉。视觉中枢在大脑枕叶部分，即我们本能会双手举起来保护的那个地方，俗称"后脑勺"。笔者小时候有位邻居，就是因为后脑勺受到伤害而导致了失明。

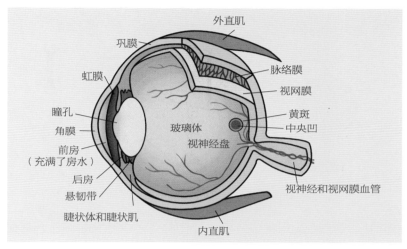

图 1-3 眼睛结构

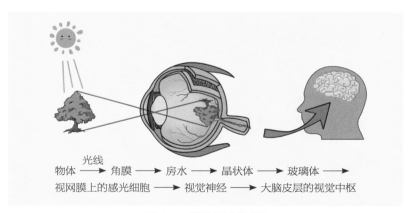

图 1-4 视觉的形成过程

2. 神奇的光电效应

爱因斯坦 1921 年获得诺贝尔物理学奖，并不是因为大家熟知的"相对论"，而是成功解释了光电效应（图 1-5）。在现实物理

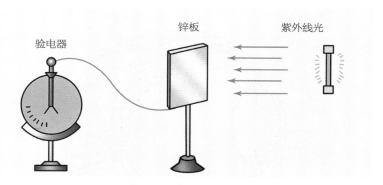

图 1-5　光电效应

测试中，用光线照射某些介质（如锌板），会产生光电效应，形成电流。而最常见的把光能转化为电能的应用，就是太阳能电池。

3.伟大的视锥细胞

视网膜上的视锥细胞（图 1-6），大概有 600 万个，占整个视细胞的 5% 左右，但是主要的精细视觉和色彩视觉，都是由视锥细胞完成的。约 90% 的视觉信息，也是由视锥细胞来完成的。

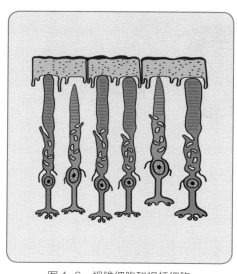

图 1-6　视锥细胞和视杆细胞

另外，眼睛的视觉感受，是一个综合感受。眼睛除了感受到光，还能看到色彩、大小、形状、距离、运动等。因此，在了解分析视觉的时候，要充分考虑这些因素。

（四）拓展认知：视力有多重要

德国实验心理学家的研究表明，人们所获知的外界信息中，有 87% 是靠眼睛获得的。而人体活动的 75%～90% 要依靠视觉。

我们对一个人的判断，对一个事物的判断，在建立最初印象的 3 秒钟里是通过视觉来判断的。我们主要靠视觉来判断是否喜欢、是否可靠等。"一见钟情""一眼便是千年"等感受，都不无道理。

特别是购买服装，消费者往往会凭主观视觉获得的信息来做出喜欢或不喜欢的判断。通过对服装的设计、色彩、款式，场景的布置及灯光的打造等手段将服装的形象、风格、文化生动地展现在消费者面前，就能获得较好的收益。

售楼也是如此。售楼处的装修设计费用，是普通设计费用的 5～10 倍，房地产商就是要通过整体视觉效果，营造出所售商业楼房的价值感、品质感。

汽车销售更是如此。汽车设计的第一要素，不是动力，不是性能，而是外观，是内饰，就是看起来"好看不好看""酷不酷"。

我们的生活、爱情、幸福等，视觉都在其中扮演了极其重要的角色。

因此，我们提出"视觉第一"原则：视觉一直是影响人们最多的一个因素，广义的"视觉产业"，一直以来就是"第一产业"。

从几万年前北京山顶洞人的第一串贝壳项链，到一千多年前唐代的唐三彩，再到数百年前文艺复兴时期的油画、建筑，无一不是视觉与色彩的释放。

视觉对于我们的重要程度，再怎么强调也不为过。就像我们说的"要像保护我们的眼睛一样保护……"，还有专家和名人说"除了失去生命，没有什么比失去视力更可怕的事情"，都是切身的感悟。

问题

1. 眼睛能分辨出多少种颜色？

2. 视锥细胞占整体视细胞的比例是多少？

实践

1. 测一测你的主视力眼是哪一只？

2. 去一个色彩丰富的环境，数数能看到多少种颜色？

跳出眼睛来护眼

（一）全球的视力保护怎么了

全球视力问题严峻，不只是中国，日本、韩国、新加坡等国家国民的视力状况都在恶化，欧美国家也是如此。

现今世界的护眼现状可以概括为："保护方法千万种，广泛推广无一种。"全球的视力防护手段和产品、技术，可谓"多如牛毛"，有的也曾风靡一时，如"雾视眼镜"防控法、穴位按摩法、各种眼罩眼贴、冥想法等。但是，被广泛接受的，以及持续推广、

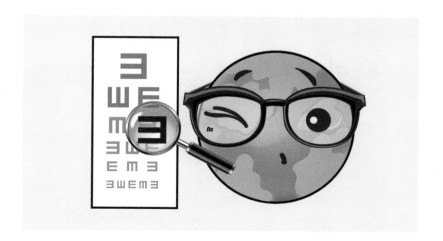

没有争议的，目前依然还没有一种。

全球范围内，视力保护的情况大致都是如此。投入越来越多，方法层出不穷，但是对于近视的控制一直没有根本性的改变。

（二）谁偷走了你的视力：造成近视的主要因素

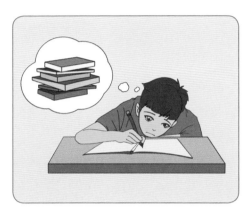

近视的成因是复杂的，只有厘清最主要的因素，才能抓住主要矛盾，才可能真正有效地控制近视发生率。根据我们以往的认知，读写姿势、用眼习惯、遗传、营养等因素都会对视力有一定的影响，但是影响视力的主要因素，其实来自眼睛外部的视觉环境。目前，视力下降的程度，与光电信息时代的科技发展、电子光的大量使用、视觉环境的恶化，是同步发生发展的。

（三）跳出眼睛来护眼：因不在果上

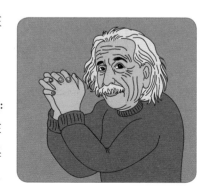

1. 爱因斯坦的启发

爱因斯坦曾有过著名的论断："所有重大问题的解决，都不在产生问题的层面。"换另一个因果论的说法，就是"因不在果上"。

放在护眼和近视防控上，也是这个道理。也就是说解决近视问题，不应该纠结在眼睛这个层面上，需要我们跳出眼睛来护眼。

2. 视觉环境才是根本

从因果关系上举例来讲，肚子疼的问题根本上不是肚子的问题；从医学上来讲，肚子疼是受了风寒或吃错食品的问题。想从根本上让肚子疼的疾病不要发生或再犯，需要做好防寒保暖和吃新鲜的食品。对于眼睛而言，眼睛接收的信息来自外界的光

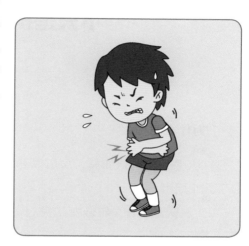

和色彩，以及空间信息。这些是属于视觉环境的范畴，因此注意视觉环境，才能从根本上防控近视。

问题

1. 近视率为什么迟迟控制不住？

2. 近视是由多种因素造成的，最主要的因素是什么？

实践

1. 列举出 2 个以上"因不在果上"的例子。

2. 列举你知道的造成近视的因素。

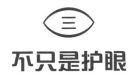

不只是护眼

（一）为什么要护眼

在大多数人的认知里，之所以要护眼，要近视防控，主要有以下几个原因。

1）我国儿童青少年近视高发（图 3-1）。

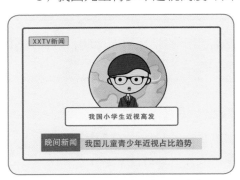

图 3-1　我国儿童青少年近视高发

2）近视影响美观。女孩子戴眼镜不漂亮，男孩子戴眼镜不帅，可能会影响社交。

3）近视影响体育运动。打篮球、潜水等运动不方便。

4）近视影响就业、择业。无法报考航空、精密仪器等专业或从事有关职业。

5）高度近视会诱发致盲。

以上这些都是客观存在的原因，都是需要注意的。但是仔细琢磨便不难发现，不论哪一条，似乎都不是每个人急切而必须要去护眼的原因。实际情况就是，家长、学生、老师、学校，远非我们想象或口头表述得那么急切。护眼产业，也是一个不温不火的小产业。

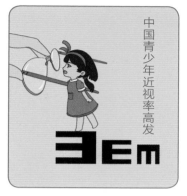

（二）牵一发而动全身

实际上，人的身体是一个系统，牵一发而动全身。眼睛看光和信息，是人类主要的活动方式，包括生活、工作、学习、娱乐方式。因此，眼睛的疲劳，就成了最大的疲劳，而这个器官的过度疲劳，乃至"崩溃"，必然会影响到全身心健康。

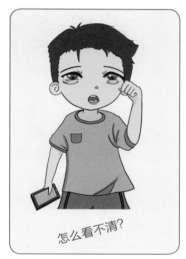

1. 眼睛与大脑及脑出血

大脑有 12 对神经，其中有 7 对与眼睛相关（图 3-2）。视觉疲劳会导致大脑视觉中枢的疲劳，即头部的疲劳，严重的会感受到会头晕、头痛，甚至诱发脑出血、脑卒中。

临床中，由于看手机、电脑诱发的脑出血、脑卒中，非常常见。

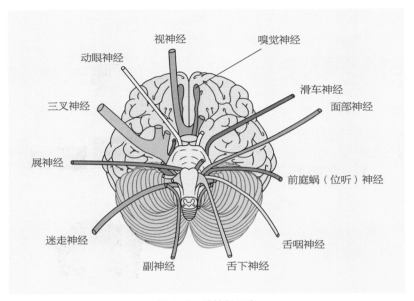

图 3-2　脑神经示意

2. 眼睛与小脑及颈椎病

大脑与小脑相连，大脑的疲劳会带来小脑的疲劳，进而影响颈椎。瑞典的人体工程学家塞纳瓦兹研究发现，电脑和手机的使用，与颈椎病的发展曲线呈正相关关系。进一步研究后发现，原来大脑疲劳引发小脑疲劳后，人们对颈椎的控制协调能力下降，会带来姿势僵化，造成颈椎病。我们日常视觉疲劳没有那么严重，对颈椎的控制协调能力正常，能适时调节姿势，所以不会造成姿势僵化，颈椎病的情况也少。而用电脑、手机以及在驾驶过程中，视觉疲劳急剧增加，就会形成姿势僵化，引发颈椎病（图 3-3）。现代颈椎病的患者，主要是电脑、手机用户，以及司机，其共同原因，就是视觉疲劳，再向深度探究，就是视觉环境。

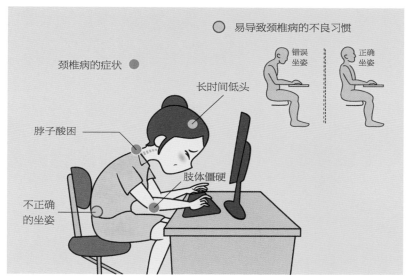

图 3-3 视疲劳易导致颈椎病

3. 眼睛与心脏病及心梗

"看得我心慌"是一种真实的身体体验。临床医学的"眼心反射"（图 3-4）显示，人的眼睛通过迷走神经与心脏相连，眼睛疲

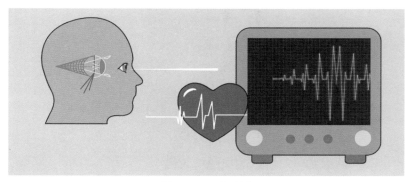

图 3-4 眼心反射

劳后，心脏跳动每分钟会减少 10~12 次，严重的话，甚至会直接骤停，引发猝死。我们和同仁医院眼科的专家以及美国眼科学会的专家都交流过此事，在临床做眼科手术时，给两个眼睛施加过度压力时，心脏可能出现跳停。现在很多报道的很多健康人，突发心梗，乃至猝死，大多是这个原理。

我们和德国汉堡的心脏病专家交流时，也发现一个现象，就是现在患心脏病的人越来越趋向于年轻化，患有老年性心脏病和先天性心脏病的比例相对下降，后天性的心脏病发病率急剧增加。经过探讨发现，年轻化的后天性的心脏病患者，基本上是电脑、手机等电子产品的长时间用户。过度使用电子产品，带来过度的视觉疲劳，长时间积累，会造成心脏受损，一旦受到外力激发，例如酗酒、争吵、过度运动、工作加班等，就容易诱发心梗。而这些外力，在心脏未受损前，是无法诱发心梗的。

4. 眼睛与肝脏及肝硬化

《黄帝内经》中记载："肝开窍于目，目受血而视。久视，伤肝、损血、耗气。"（图 3-5）

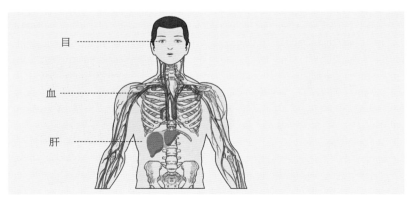

图 3-5 《黄帝内经》肝开窍于目

在几千年前，这部中国经典著作就揭示了这个规律。眼睛与肝脏相关，看久了，视觉会疲劳，从而会伤肝、损血、耗气。对肝脏造成影响的同时，对气血也会产生影响，进而影响全身。

当然，受到最直接影响的，就是肝脏本身了。我们常说"怒伤肝""酒伤肝"，但是最近很多报道里，一些不喝酒，也不爱生气的人，也有可能患上肝病。

5. 眼睛与心理及抑郁狂躁

眼睛是感受光和色彩的入口。从色彩心理学的角度来看，光和色彩对心理的影响非常大。不同的光和色彩，通过眼睛传递到大脑，带来不同的情绪反应。不良的光和色彩，会使心理压力增大，甚至会带来抑郁狂躁的心理反应。而根据 WHO（世界卫生组织）统计，全球完全心理健康人口比例为 9.5%，心理异常的比例高达 90.5%。

2021 年 1 月 15 日的《自然》评论上发文指出，过去的 12 年里，有 226 项研究聚焦电子媒体使用和心理健康之间的关系。这些研究覆盖了焦虑、抑郁、自杀念头等心理健康问题。

据《经济观察报》2017 年 12 月 27 日报道，如果每天使用电子屏幕超过 6 小时，人更容易产生抑郁。

"眼睛是心灵的窗户"，我们在看到不好的视觉环境时，比如光照过强、色彩杂乱等，会让人的情绪不好，久而久之，就会对心理造成较大影响，甚至诱发心理疾病。相反，如果是赏心悦目的环境，就会滋养人们的心灵，比如登高望远、欣赏风光秀丽的风景和美丽的服饰等。

6. 眼睛与专注力及人格

视觉环境不协调，会导致专注力下降，同时会让人心理不适，长此以往，就会影响人格形成，严重的会诱发孤僻、抑郁、自闭、狂躁等人格特征。

反之，如果在良好的视觉环境中，长时间地熏陶，就会促进心理健康，进而有利于形成完好的人格。教育中非常重视的"境教"，其原理也是如此。所以，中国古代有"孟母三迁"的故事。现代人也会把城市环境作为一个重要的居住参考指标。

（三）护眼的 80% 定律

1）80% 以上的信息来自视觉。据德国心理学家赤瑞特拉统计，人们获取的信息中 83% 来自视觉。

2）80% 以上的工作生活与强度视觉有关。根据美国媒体研究机构尼尔森（Nielsen）的一项研究表明，成年人平均每天使用电子设备花费 10 小时 39 分钟，以成年人清醒时间 16 小时计算，除去正常的三餐吃饭、活动时间 3 个小时，人们有 82% 左右的时间是在面对电脑、手机等电子屏幕的。

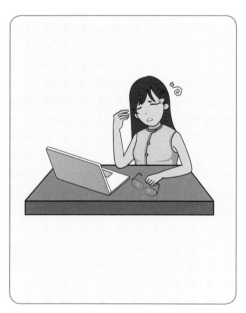

3）2019 年 4 月 24 日视觉卫生组织发布的一份指南中指出，80% 以上的青少年身体活动量不足。

4）80% 的视觉疲劳

不能事后缓解。根据视觉的原理——光电效应可知，视觉的产生以及视觉疲劳的产生都是同步累积的。80% 以上的视觉疲劳即时产生，并且无法在事后得到缓解，所以最有效的方式还是改善视觉环境。

（四）护眼的科学：要怎么护眼

首先掌握护眼的核心秘密，然后再梳理科学的护眼方向。

（1）护眼的核心秘密

护眼的核心秘密就是及时休息。及时休息最有效的方式，不论外在形式如何，其实就是三种，分别是闭目、眺目和爽目。

1）闭目：就是我们常说的闭目养神。闭上眼睛的时候，眼睛不接收光，也就不需要处理光带来的信息，是最简便的休息方式。

2）眺目：就是远眺，"极目楚天舒"说的就是远眺。远眺时把人眼从近距离容易产生疲劳的环境拉开。就像我们在地上蹲久了，腿很累，站起来舒展一下就好了。

3）爽目：就是让眼睛看得舒服。视觉环境空间中有舒适养眼的色彩和事物，爽心悦目，眼睛好，心情也会好。

（2）预防性护眼

真正的科学护眼，要提前预防，"治未病"。等患病了，事后缓解就比较被动，如同"马后炮"，作用非常有限（图 3-6）。

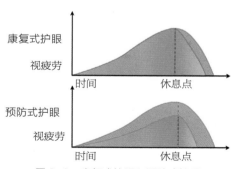

图 3-6　康复式护眼和预防式护眼

（3）系统性护眼

眼睛是一个系统，造

成近视也是多种因素的共同作用，因此，在护眼的时候，一定也要系统性地考虑。

（4）抓主要因素

凡事有主次，要抓住主要因素，才能"一抓就灵"。近视防控效果一直不理想，就是因为没有抓住主要因素。眼睛是看外面的光、色等视觉环境，主要因素在视觉环境，而这么多年来，很少有人真正研究和改善视觉环境。

（五）新护眼方法带动新产业

从视力到专注力，从眼睛到大空间，这是一个巨大机会与空间。

跳出眼睛来系统看近视防控，到改善视觉环境的重点切入，不仅能呵护眼睛，还能提升专注力。

另外，近视防控是个系统工程，涉及预防、护理、治疗三个层面，多个行业、多种技术的融合协调。同时，视觉环境也扩展到了建筑、建材、装修、装饰、照明、家具等多个大规模的传统产业，由此带来的发展空间，犹如一条奔流不息的大河，源源不断。这将是一个巨大的新兴产业，必将会有欣欣向荣的发展。

问题

1. 为什么一定要护眼？
2. 视觉疲劳与哪些身体疾病有关系？

实践

1. 询问 10 名以上学生和家长，听听他们对近视防控的真实态度。

2. 体会一下假如看到了最不喜欢的人或画面，你的身体和心理感受。

第二篇

护眼的科学：
721 近视防控系统

"721 近视防控"：
简易有效的科学防控方法

通过第一篇的内容，我们拓展了思维、看清了本质，了解护眼的重要性和护眼的哲学方向，下面要介绍的就是具体方法。目前为国内外一些知名专家所欣赏的"721 近视防控"方法，是一套科学有效且简单易行的方法，同时也会对提升专注力带来直接帮助。老师、家长和孩子，其实最关心两个问题，一是健康，二是学习。在一般的认知里，这两者可能会有一些冲突，感觉努力学习就容易导致近视等健康问题。而在更高的哲学层面，看清本质，抓住核心，其实这两者是可以兼得的。这就是"721 近视防控"的核心魅力。

（一）什么是"721 近视防控"

1. "721 近视防控"的概念

该方法是以视觉环境改善为前提，强调近视防控的"防""护""治"三个环节，要按照"7 : 2 : 1"的比例科学分配力量的方法，它以视觉环境意识的唤醒和视觉环境改善为核心抓手，具体体现为以下 3 点：

1）近视防控要系统防控，并且按照"7分防""2分护""1分治"来分配重点和精力。

2）近视防控的重点在防，要在"7分防"上多下功夫，否则只在"2分护"和"1分治"上下功夫，永远得不到我们所希望的结果。

3）防的重点在于唤醒视觉环境意识、改善视觉环境，即眼睛之外的光源、色彩、空间布局等视觉环境因素的改善。这样就可以系统、科学而轻松地解决近视防控问题。

2. "防""护""治"具体都有哪些

"7分防"：从根部改善入手，所有关于视觉环境的系列活动，都属于"防"的范畴，包括视觉环境教育、评定、监测，视觉环境的改善，系统环境建设等。视觉环境包括局部、室内、室外，涉及光源、色彩、空间三个维度。

"2分护"：一些非治疗的护理工作，以及个人行为习惯改善，保证营养等，都属于"护"的范畴。具体包括视力筛查、视力监测、做眼保健操、中医手法（按摩、针灸）、养成良好的用眼习惯、保持用眼卫生、合理作息、增加户外活动、保证营养等。

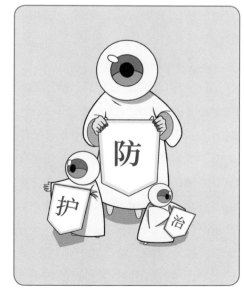

"1分治"：为改变眼睛和视力的病理状况所做的一系列手段，都叫作"治"。包括视光配镜、手术、眼药、眼药水、角膜塑形镜、各种治疗仪器等。其中最安全、最常见的就是配眼镜，属于矫正治疗的范畴。

（二）"721近视防控"的意义

1. 有系统

有科学理论系统的支撑，近视防控就会步入科学系统的轨道，可系统监测、观察、实验、考核、反馈、评定以及改进纠错。也能把相应的人才与科学技术纳入进来，进行有效推动。

2. 有结果

有结果是大家最关心，也是最愿意看到的，因为以视觉环境为制高点的近视防控方案，经过20多年的实践，一直能有结果。结合传统的护眼方法、经验、技术等，更是能使已有的技术成果得到继承和发扬。

3. 有秩序

有秩序显得最为重要。德国的经济发展稳定、高效，被称为欧洲经济的"稳定器"，多个新兴行业、科技行业、传统行业都有杰出的表现。德国的大城市不多，有名的城市却非常多，如法兰克福、汉堡、柏林、慕尼黑、纽伦堡等，个个都响当当的。一个重要的原因就是德国的经济是有序发展的，每个城市都有自己的经济特色，专注发展，每个行业有自己的行业协会，严格控制品质与市场，品质有保证，市场不会乱。特别是令大家头疼的低价竞争、低价促销、掠夺式市场开发等，在德国很少出现。

"721近视防控"，既是给行业带来一个秩序，也是给客户的一个有秩序的清晰判断依据。每个产品和技术，可以明晰自己在系统中应有的位置，并发挥自己的优势。一方面大家能一致用科学的系统方式来传播该方法系统和提供服务，在各自的环节发挥作用；另一方面，也避免了因单一方式可能夸大宣传而带来的长期不良反应。以此推广，这个产业既能给公众与社会带来明显的效果，扩大整体收益，又能避免恶性竞争而有良好收益，还能获得尊重。有望真正成为一个大健康、大环保的科技新兴产业，并持续快速地良性发展。

问题

1. "721近视防控"中的"7""2""1"分别代表什么？
2. "721近视防控"与以往的方法有什么本质区别？

实践

1. 列举5种常见的近视防控方法，看分别属于"721近视防控"中的哪种？
2. 向10个人以上分享"721近视防控"。

"7分防"：唤醒全球视觉环境意识

（一）为什么要"7分防"

因为视觉是一个光电效应，视觉信号在视神经中以生物电的形式高速传递，而光和电的传播速度都是接近每秒30万千米，所以视觉的影响以及视觉疲劳，是在视觉形成的时候同时产生的。视后的缓解作用非常有限，所以缓解视觉疲劳，重点要依靠防。

通过前期的防，而且主要重心在防，就能从根源处减少视觉疲劳的产生，也就降低了发生近视和眼睛疾病及系列危害的可能性。

一方面，要想缓解对眼睛本身的伤害，一定要靠防；另一方面，因为视觉压力过大同时传递给全身心的伤害，无法通过眼睛本身来缓解，所以更要做好前期防护。例如，视觉疲劳对大脑、颈椎、心脏、肝脏、心理等的伤害，还想靠按摩眼睛来缓解，那不就是现代版的"刻舟求剑"吗？还可以形象地比喻一下，就是一头牛闯进了你们家，然后，你发现门框有些损伤，于是就修补一下门框，却忽略了家里其他被损坏的家具、瓶瓶罐罐。所以，下次牛再闯进来，你也不是很在意，因为你只关心门框。如果你知道它对屋子带来的巨大破坏，那就要做好管理，别让牛再跑到自家门前来！这才是真正的"防"。

再打个比方，大河的中下游易发洪水，我们做的第一时间肯定是去堵堤坝，场面很壮烈。但是不能年年堵堤坝吧！该怎么解决，专家建议去上游种树，把雨水稳定在上游的底层，之后下游就没有发生大洪水了。

近视防控这么多年，大众的关注重点主要是"降低度数""恢复视力""摘掉眼镜"，第一时间想到的是手法、眼部按摩仪、眼药、眼贴、视力提升训练等。有的还有数以万计的客户"数据"，证明是有效果的，确实也是有一定的效果。但是，电子时代视疲劳越来越严重，人们花费了大量的时间、精力、财力、物力，近视率还在节节攀升，丝毫没有放慢脚步。其核心原因，就是没有把"防"放在第一要务，没有去缓解视觉疲劳产生的根源。

所以，近视防控的重心和第一要务，就是"防"！

（二）什么是真正的"防"

确认重心在"防"之后，紧接着要解决的问题，就是到底什么才是真正的"防"。现在有很多防控近视的手段，也曾带来巨大争议，没有被持续大力推广，其根本原因，就是经不起长期检验，是个伪概念的"防"。真正的"防"，一定是科学的，符合科学逻辑；一定是简易的，要简单易行；一定是有效的，要能经得起长期检验，拿得到结果。

真正的"防"，是要在用眼过程中来干预和缓解眼疲劳，而用眼卫生、姿势、作息、筛查、营养、按摩、休息等，这些都是在用眼后使用的，都能起到一定的保护作用，但是不能真正起到"防"的作用。"防"要依靠改变眼睛之外的视觉环境，主要是我们正常用眼（特别是近距离用眼）的外在视觉环境因素的干预或者不良因素的回避，包括光源、色彩、空间等因素。视觉环境，包括读写的局部视觉环境、室内视觉环境、室外视觉环境等。

首先要了解的就是视觉环境基本知识，其次是对视觉环境的基本判断，最后就是视觉环境的一些改善方法和措施。视觉环境教育、评定、监测，视觉环境的改善等，都是"防"的措施。具体包括正确地选择和使用光源、台灯、桌椅、家具、装饰等，避免光污染、色彩污染、空间布局污染等，以及相关要素的搭配等系列工程。

问题

1. 近视为什么重点在"防"？

2. 什么才是真正的"防"？

实践

1. 用力拍打手臂，直到有疼感，再盖上一层稍厚的布，用同样的力度拍打，体验不同的感受。

2. 询问 3 个人及以上：是否知道什么是"视觉环境"。

"2 分护"：视觉保护方法，护目养神

（一）哪些是"护"

视力筛查与监测、眼保健操、用眼卫生（姿势、习惯等）、闭目、远眺（图 6-1）、户外活动、及时休息、按摩、营养、良好的作息等，都是"护"的范畴。我们重点介绍其中几种。

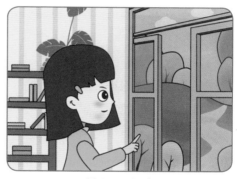

图 6-1　远眺

1. 视力筛查与监测

从出生开始，健康检查中就要包含视力的健康检查与监测，并建立视力档案。在中国已要求学生入学后，进行每学期一次、每年两次的视力筛查（图 6-2），并建立档案，

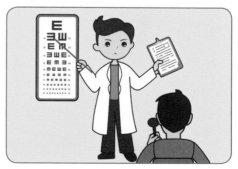

图 6-2　视力筛查

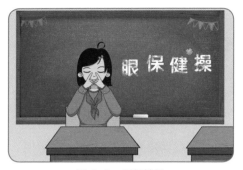

图 6-3　眼保健操

汇总数据，定期监测。

2. 眼保健操

关于眼保健操（图6-3），有人觉得有用，有人觉得没什么价值。其实眼保健操是有一定价值的，一方面闭目本身，就能缓解部分视觉疲劳；另一方面，通过按摩眼睛周边穴位，能促进血液循环，对眼睛的健康是有帮助的。因此，学生应该积极认真地完成学校安排的眼保健操。

3. 关于用眼卫生

保持科学健康的用眼卫生习惯，是视觉健康的基础保证。不要过度用眼（用眼时间过长等）、不要在强光下用眼、不要在晃动的情况下用眼（例如在走路的时候或在车上，不要看书、看手机，图6-4）。书写坐姿端正，保持"一尺一拳一寸"：眼睛距离书本一尺以上，身体与桌子间隔一拳以上，手握笔离笔尖一寸。

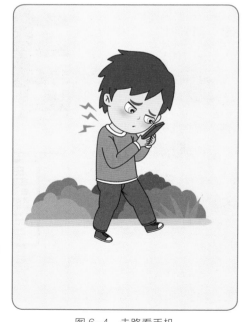

图 6-4　走路看手机

4. 户外活动

最近关于户外活动的倡议比较多，教育部规定每天户外活动2小时以上。这个是有积极意义的，一方面人们能有充分的视距，方便远眺；另一方面，人在自然光环境中，视觉环境会更加安全舒适。但要注意的是，在光照较强时，要控制户外用眼的时间或佩戴太阳镜。在没有防护的情况下，一般建议夏天光照较强的时候，每次在户外活动的时间不要超过30分钟。

5. 关于营养（图6-5）

实验表明、胡萝卜素、叶黄素、维生素A、硒元素等，对眼睛的发育及健康有重要的作用。但是，在视觉恢复上，不能依赖于营养品。人的视觉原理，主要是光电效应和神经学。在神经学层

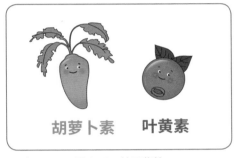

图6-5　关于营养

面，营养改善的作用是非常有限的。人的大脑也是如此。人不会因为吃得营养，就变得更聪明；也不会因为吃得营养，就变得视力更好。

（二）护眼的核心和常见的护眼方法

1. 护眼的核心

护眼的核心，其实就是及时休息、闭目眼神，以及停止近距离的过度用眼。另外物理和药物手段还有部分缓解作用。只要减少或及时停止近距离用眼，视觉疲劳就能得到缓解，眼睛就能得

到一定的呵护。

2. 常见的护眼方法

现在常见的一些护眼方法有户外活动、眼保健操、按摩、针灸、静坐、冥想等。由此衍生的一些护眼方法，也有一定辅助作用的。

如果是单纯的近视防控，只要做到一点就够了！那就是及时休息！即便是不改善视觉环境，也可以有效控制近视，具体建议如下。

1）看书、写字：每 45～60 分钟休息 5～15 分钟，每次最长不能超过 120 分钟。必须及时休息，否则容易产生不可逆转的疲劳积累伤害。

2）看电视：每 40～45 分钟休息 5～10 分钟；青少年每 30 分钟必须休息 5～10 分钟。电视机屏幕属于电子屏幕，在电子光下的视觉活动相比自然光下，会更容易对眼睛造成伤害。

3）看电脑：每 35～40 分钟休息 5～10 分钟；青少年每 30 分钟休息 5～10 分钟。电脑显示器是距离眼睛更近的电子屏幕，长时间观看更容易产生视觉疲劳和视觉伤害。

4）看手机：每 25～30 分钟休息 5～10 分钟；青少年每 20 分钟休息 5～10 分钟。手机屏幕是我们用得最多、距离最近的电子屏幕，也是目前对眼睛和身心健康伤害最大的电子产品。因为手持手机具有距离的不稳定性，眼睛会有持续的调焦动作，会加重视觉疲劳。有些人用躺着、趴着、卧着等姿势看手机，问题更大。更严重的是，在黑暗环境躺着看手机，几乎等于"眼自杀"！

5）看平板电脑：每 20～25 分钟休息 5～10 分钟；青少年每 15～20 分钟休息 5～10 分钟。平板电脑对眼睛的伤害最大，因为它的使用距离与手机一样近，但是屏幕却比手机大 1~3 倍，通光量（或叫电子光辐射／照射）比手机高 1~10 倍，加上重量比手机重 1~5 倍，手持更具有不稳定性。所以，青少年看平板电脑的时间一定要严格控制。当初在平板电脑上市的时候，我们就预判：青少年近视率会大幅度提高，而且会趋向于年轻化。随着平板电脑的应用推广，这个判断很快应验了。所以，用平板电脑一段时间后及时休息，是非常重要的。

以上的建议，也是很多专家提倡的，非常科学，几乎没人能做到！那该怎么办呢？有两个办法：

第一，"抽空"及时休息，比如每 3~5 分钟刻意地闭眼 5~10 秒，思考一下问题，或者看看远处。既帮助思考，也让眼睛得到了及时休息。养成这个习惯，会受益终身。第二，就是改善读写的视觉环境。

3. 关于户外活动的作用

户外活动是"护"的重要内容，很多专家都在提倡。户外活动确实是非常有益于眼睛和身心健康的，首先是将人们从近距离用眼中解放出来了，在正常距离和正常照度下的视觉应用，几乎不可能造成近视；其次，太阳光有利于维生素 D 的转化，促进青少年骨骼和细胞成长；最后，太阳光也非常利于视网膜视神经分泌多巴胺，这对缓解视疲劳有直接作用。因此，要多多提倡户外活动，教育部甚至公开发文要求中小学生每天户外活动不少于 2 小时。这里要注意的一点就是，户外活动时，一方面要尽量看远处，有利于视觉的放松和锻炼，不要到户外却依然在做近距离的视觉活动；另一方面是，在户外光照过强的时候，要控制单次户外活动的时间。户外活动，对整体的近视防控，是有意义的，但是单纯增加户外活动对近视防控的有效作用，还没有显现出来。

4. 关于"双减"政策对护眼的作用

教育部一直非常重视青少年学生的近视防控，2021年推出了"双减"政策，就是减轻义务教育阶段学生的作业负担和校外培训负担。这都有可能在一定程度上减少近距离用眼，对护眼是有积极意义的。但是由于学生网课、学生自身使用电子设备等因素的存在，"双减"政策对实际的护眼结果的作用或许只是有限的。

还有一个问题，就是我们发现很多家长处处小心，甚至做到了"极致"，但孩子还是近视了，甚至有的还患上了轻度抑郁，这是什么原因呢？

我们这里有一个例子：孩子5岁，已经出现轻度近视，并表现出轻度抑郁。这让家长极不理解，因为为了孩子的健康成长，家长几乎做到了极致：一家人搬到郊区去住、家里不放电视、孩子不用手机、孩子上的幼儿园也不要求做作业！后来我们的视觉环境师上门去检测，发现他们家里的灯光、色彩、空间等，都有明显的问题。

因此，没有视觉环境意识，不改善视觉环境，其他的再做到极致，依然很难避免近视的发生。

（三）一套简易的护眼操

因为近视防控是一个系统工程，"护"的环节也是非常必要和重要的，因此，在"721近视防控"中，也会提供简便的"护"与"治"的手段，以便形成完整的"防""护""治"系统。这里提供一套简便的护眼操，每次只需要几分钟，非常容易掌握，不受空间限制，也无须花钱，随时能完成。其效果不亚于其他护理手段。

本套爽目护眼操，不要求准确的穴位按摩，简单易行，随时随地可以操作，让眼睛尽快得到休息，能够保护视力和身心健康。同时放松心情，提升专注力。文中标注的步骤和时间，是标准的要求，具体使用时，可根据需要选取部分动作，以及调整时长，具体方法如下。

1）闭眼 30 秒（配合呼吸）。

2）互动 60 秒（感受气感）。

3）熨眼 120 秒（羽毛一般）。

4）罩眼 60 秒（碗状扣眼）。

5）护眼 30 秒（火眼金睛）。

6）搓眼 30 秒（舒展经络）。

详解如下（配图）：

1）闭眼 30 秒（配合呼吸，图 6-6）：以舒服的姿势坐好，轻轻闭上眼睛，关注呼吸，均匀呼吸 30 秒左右，可以数数。注意，只是关注呼吸，不要刻意干预或调整呼吸，保持自然状态。

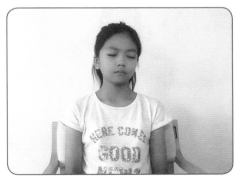

图 6-6　闭眼 30 秒

2）互动 60 秒（感受气感，图 6-7）：双手手心朝眼睛，在眼睛前 3~15 厘米左右摆动，不要贴上眼睛，均匀摆动，一秒钟一个来回。

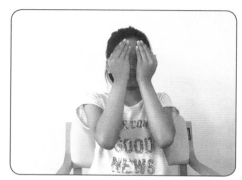

图 6-7　互动 60 秒

3）熨眼 120 秒（羽毛一般，图 6-8）：手心朝里，双手平展，指尖相对，双肘抬起，指尖轻轻贴在眼前，像羽毛一样贴近的感觉，只是贴近，不要有压力。

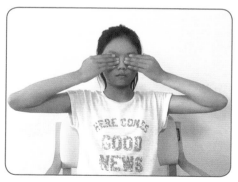

图 6-8　熨眼 120 秒

4）罩眼 60 秒（碗状扣眼，图 6-9）：手心呈碗状，双肘自然下垂或支在桌面。双手扣在双眼上，自然呼吸，也不用控制意识，放轻松。

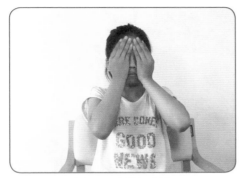

图6-9　罩眼60秒

　　5）护眼30秒（火眼金睛，图6-10）：双手手腕轻轻往上翻转，食指靠紧眉头，坚持30秒，自然呼吸。

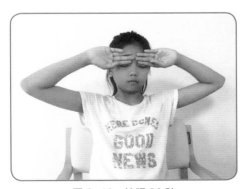

图6-10　护眼30秒

　　6）搓眼30秒（舒展经络，图6-11）：双手手指并拢，双手纵向平行，横向搓眼，力度适中，指尖在眉头，指肚在眼球上，指头下段在脸颊处。自然由眼睛内侧往外平搓。1秒2次左右。

41

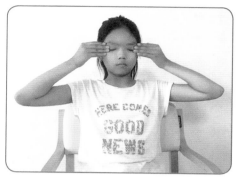

图 6-11　搓眼 30 秒

最后慢慢睁开眼睛，活动眼球，尽量看向远处。

问题

1. 哪些属于"护"的范畴？

2. 为什么做好护理，也可能难逃近视？

实践

1. 学会简易的护眼操。

2. 向其他人传授或示范护眼操。

"1分治"：从配眼镜到视觉健康训练

（一）哪些是"治"

1. 配眼镜

属于眼视光专业，是最常见的和成熟的视力矫正手段，有点像"拐棍"。主要原理是屈光矫正。大多近视，呈现为屈光不正，眼轴变长，也就是眼睛的"凸透镜"更凸出了，这时候用凹透镜去"缓冲"。关键是要有科学规范的配镜。

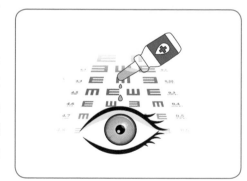

2. 眼药、眼贴、针灸

利用中西医原理，主要治疗炎症、散光、青光眼等一些眼科疾病，对缓解眼疲劳，有一定辅助作用。

3. 角膜塑形镜

角膜塑形镜为圆形带有一定厚度和吻合眼球表面形状的透明物体。佩戴时会给眼球带来一定的物理挤压力，其原理有点像给鞋子垫鞋垫。在国际上使用受到较严格限制，作用有待进一步考证。有一定不良反应，在招收飞行员的时候，有过使用角膜塑形镜历史的，是不予以招收的。

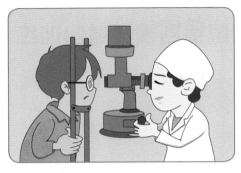

4. 激光手术

激光手术是通过切割眼角膜来改变屈光。因为眼角膜只有 0.5 ~ 0.6mm，所以激光手术有一定风险，存在散光、眼干等后遗症，在国际上被严格限制使用。

5. 哺光仪

哺光仪原理是给视网膜照射一种 650nm 的光谱，这个与治疗弱视是同一原理，后来发现对眼睛轴距控制有一定效果，但是存在视网膜热效应风险。一般照射一次不超过 3 分钟，使用中留意观察。

6. 视觉健康训练

一般是做眼肌训练、调节训练，有一定的辅助作用。这个过程中，通过看远处，对视觉疲劳有一定缓解作用。

（二）一些简易科学的视觉健康训练

1. 快速变焦训练

1）选择在户外或窗前做，以便你能够首先聚焦在至少 20 米以外的某一物件上（如一棵树、一栋建筑、一辆停放路边的汽车等）。

2）尽快把双眼聚焦于远处景物（越远越好）之上，然后立即将眼光收回，用双眼凝视鼻尖。

3）再次快速地在远方景物上聚焦，然后转向鼻尖上。特别关

注：在每一件事物上聚焦10次后休息30秒钟，然后再做一组（每一事物聚焦10次）练习。

2. 单指明目法

举起食指放置在双眼正前方，慢慢靠近鼻子，停在两眼中央，让眼睛做斗鸡眼动作，维持10~20秒不动。然后，食指慢慢远离，再慢慢靠近，眼睛随着食指移动来回约10次。

这个动作是给眼睛做远近调节，能有效训练内直肌和睫状肌，调节睫状肌的松紧度。眼部肌肉调节能力强了，晶体老化得也要慢一些，可以缓解眼睛疲劳，预防或延迟老花眼的发生。

3. 指天明目法

将右手食指放置在鼻子前段，眼睛盯着食指指尖，将右手斜向上移动，眼睛视线时刻跟随食指指尖。来回移动速度要慢要稳，左右手可以交替训练。这样可以有效缓解眼球胀痛，视力模糊等现象。

问题

1. 有哪些常见的近视防控手段属于"治"？
2. 你认为哪些治疗手段存在风险？

实践

1. 了解近视激光手术以及角膜塑形镜的原理。
2. 学习掌握快速变焦的视觉训练。

第三篇

改善视觉环境，
呵护眼睛与心灵

视觉环境：一门新兴交叉学科

2014 年 5 月 15 日，中国科学院院士、原北京大学校长陈佳洱，在北京举行的"首届中国防电脑视疲劳专家研讨会"中指出，视觉环境是一门新兴交叉学科，并希望在时机成熟时在北京大学设立视觉环境学科乃至建立单独的视觉环境学院。

自此，我们明确把视觉环境作为一门新兴交叉学科来归类和研究。

视觉环境是一门全新的交叉学科，涉及视觉生理学、眼科学、视光学、视觉生理学、运动视觉、预防医学、人体工程学、环境学、光学、色彩学、数理统计学、建筑学、材料学、设计学、美学多个学科。

（一）视觉环境的渊源

1）视觉环境中的主要因素"光"对人们健康的影响，最早在 1903 年，由荣获诺贝尔生理学或医学奖的丹麦科学家尼尔斯·吕贝里·芬森，发现"光疗"，并引起世界轰动。后续人们继续研究，发现红色光谱能够治疗弱视。在近现代研究中发现，对于保护视力和控制近视，也有一定的辅助作用。现在医学中常用的弱视治疗仪，以及近视防控的哺光仪，都是这个原理。

2）视觉环境最早由欧洲天文学家在 20 世纪 30 年代提出，因为当时城市室外照明日益增加，影响天文观测效果。

3）1976 年，约狄克在《建筑师应用设计方法》一文中提出建筑的室内视觉环境。1977 年，林威廉在《感知和照明作为建筑的形式提供者》中提到照明视觉环境。

4）国内最早提出视觉环境及视觉环境评鉴的，是杨公侠教授于 1985 年出版的《视觉与视觉环境》一书。

5）关于建筑光环境，国内对此研究较早的是清华大学的詹庆旋教授。他指出，建筑内部环境，对人的身心健康、工作效率等有直接的影响。营造好的建筑光环境（视觉环境的重要组成部分），有利于人的生理舒适度，利于视觉和身心健康。[①]

6）1993 年，日本科学家中村修二等基于 GaN 开发了高亮度蓝色 LED，并因此获得诺贝尔物理学奖。由此 LED 灯逐渐被广泛应用于照明和电子屏幕，电子产品的视觉环境污染也日益加重。

7）国内较早的关于视觉环境防控近视研究的报道，来自 1998 年的《中国学校卫生》12 卷第 1 期《黄色薄本抗眼疲劳作用的观察》，由上海市眼病中心防治所汪凯林等人撰写，其结论为"使用黄色薄本，可以改善视觉环境，有利于学生近视眼的综合防治"。

8）改善视觉环境产品，国内较早做出临床数据的，为笔者团队于 2000 年在中国海军医学研究所和北京职业病防治研究所做的临床数据。

---

① 见 1988 年清华大学出版社出版的《建筑光环境》，詹庆旋教授著。

9）关于视觉环境的完整定义、分类及解决方案，来自笔者公开刊登于《环球时报》的《别以为光污染没啥》（2001 年）。

10）关于视觉环境产品原理与效果的论文，较早的是李守荣、胡向明等人撰写的《基于双向光干预技术的爽目电脑护眼仪》发表于《光子学报》2015 年 44 卷第 9 期。

11）关于整体视觉环境空间的改造实践，在北京、河北、山东、山西等地做了小规模的教室样板空间，反馈都很良好。2022年在陕西延安又做了整体学校的视觉环境规划。

（二）视觉环境的定义

视觉空间环境中所有影响视觉的要素总和，称为视觉环境。具体分析时，采用光源、色彩、空间布局三个维度，多个指标。良好的视觉环境是指让人主观上感觉具备舒适性、协调性、美观性、丰富性、创造性，客观上不容易产生视觉疲劳的视觉环境。

我们需要良好的视觉环境。良好的视觉环境，会让人赏心悦目，身心愉悦。长时间待在良好的视觉环境下，人们的专注力和身体状况都会得到很好的提升，性格也可能会发生好的变化。既不容易近视，也不容易发生心理疾病。我们生活品质的提升，很大程度上会体现在视觉环境的提升上。

（三）分析视觉环境的三个维度

我们分析视觉环境，从光源、色彩、空间布局三个维度去分析。这三个维度，分别代表视觉环境的基础、灵魂和韵律，在任何一个维度有所建树，都可以成为"大师"。

1. 光源

这是视觉环境的第
一个维度，也是基础和重
心。这里所说的光源，是
指给人类活动空间带来的
所有光照源头。从光源的
性质来分，有自然光和人
工光；从光照的方式来
分，有直射光和反射光；

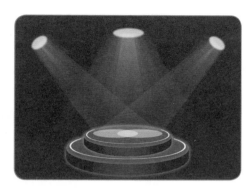

而反射光又可分为镜面反射和漫反射。

人类文明的发展史，都在表述"追求光明"，可见其重要性。
而几乎包含所有人类的智慧经典，都是以光为启发和核心表述的。
如"佛光普照""开光"，我们日常喜欢说的"借光"、达到成就后
的"光宗耀祖"等，无一不是围绕着"光"。

人们内心渴求着光，所以在商业、文化艺术、仪式、建筑等
方面，最容易显现出来的就是光。城市的"亮化工程"，是特别
能凸显城市景观和氛围的一种做法。但是凡事要有度，目前城市
"亮化工程"中，商业娱乐场所、城市建筑玻璃外墙等，因为对光
的不当使用和不当建设，造成很多"光污染"。光污染是视觉环
境污染中，最为常见的一种，也是影响较大的一种。而这个影响，
超乎人们的想象。

在人们的常识里，只对光的亮度有一定的认知，其他却知之
甚少。

对于光的精确衡量，有很多指标。比较重要的指标有：光
的照度、光的强度、色温、显色指数、眩光值、均匀度、频闪、

光谱结构等。基础判断时一般会择取 3~5 个指标来衡量。一般是从照度、眩光值和频闪这 3 个对人影响最大的指标来做初步判断。

2. 色彩

色彩是指视觉环境空间中，能进入视觉的所有色彩要素。色彩是视觉环境的核心因素，也是视觉环境的灵魂。

我们常常讲"出彩""出色"，也强调"多姿多彩"，还会说

"英雄本色"，说一个人、一个民族的"底色"等，可见色彩完全融入了人们的文化和生命之中。

大多数人只知道五彩缤纷，彩虹七色（红、橙、黄、绿、青、蓝、紫）。其实色彩远比我们想象得丰富，成语"万紫千红"是客观存在的。比如蓝色，其实普通人日常能比较容易辨别的蓝色多达 3000 多种。按照 GRB 的色彩模式理论，人们眼睛的视锥细胞中有 3 种色彩感光细胞，可组合辨别 1667 万种颜色。而有少部分人，拥有四种色彩感光细胞，能辨识的颜色超过 1 亿种。

人们留下美好印象的地方，不论是在现实中，还是在想象中，或是在梦中，几乎无一不是色彩艳丽、丰富的。可见色彩对我们生活的影响。

　　色彩也是人们突出辨识度的要素之一，在艺术作品中最能体现特性的地方也是色彩，商业中也会对商品、标志调配出"专色"。人们对一个城市、一处风景的印象，最为突出的也是色彩，如蓝白主色调的希腊圣托里尼岛、满山红叶的北京香山、粉白色樱花中的东京富士山等。

　　色彩对社会的影响，更是超乎人们的意料。著名的美国旧金山"自杀大桥"从黑色涂刷成红色后，该地的自杀率大大降低；美国监狱的墙壁涂刷成粉色后，暴力事件明显减少。当然，也有不少的反面典型，比如北京丰台的一个饭店，采用蓝色调做门面，而蓝色有抑制食欲的效果，这就导致除了熟人，几乎没有什么客人到访。

　　那么，到底什么样的色彩，才是健康的？我们要有一些衡量的方法。

　　关于色彩健康的衡量，我们可以从色彩的丰富性、杂乱性、单调性、协调性、疲劳性等方面去衡量判断。作为基础判断，我们从色彩的杂乱性、单调性、疲劳性三方面来衡量。

3. 空间

　　空间，是指空间的布局，即在空间和形状的布局上，是否具有舒适性，是否不容易产生视觉疲劳。

　　我们的视觉，在判断一个物品的时候，一是色彩，二是空间感中的形状、大小、比例、曲直、变化、密集度等。空间的布局，是视觉构成中的核心框架，就像人的骨架。对人的视觉能产生较大影响的，就是空间形状。一般建筑物、物品设计的外形会给人留下深刻的印象。所以，我们说色彩是"灵魂"，空间就是"骨髓"了。我们对"第一高建筑"、独特的服装、奇特的建筑、突出

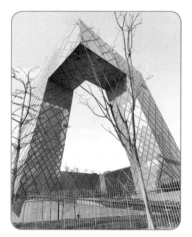

图 8-1　独特建筑（中央电视台）

的长相等，都会产生深刻印象。中央电视台新址的独特造型，就让人印象十分深刻（图 8-1）。

北京大兴机场的设计师——扎哈·哈迪德，在设计机场时，集中采用了柔美的线条，令人印象深刻，给人一种柔美的感觉，这是在空间布局中突破的典型案例（图 8-2）。

那么，如何科学地判定和评价视觉环境中，空间的布局结构是否合理呢？我们会选取一些主要因素来做判断。一般从空间杂乱、视标缺失、视觉密集、镜面反射（图 8-3～图 8-4）、空间单调性、空间的视觉障碍、空间的协调

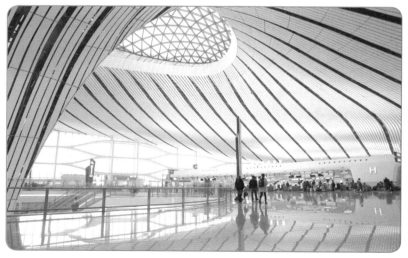

图 8-2　柔美线条的应用（北京大兴机场）

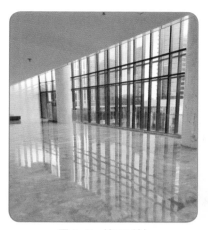

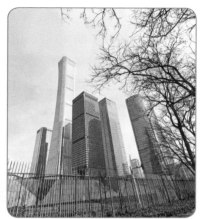

图 8-3　镜面反射　　　　　　图 8-4　玻璃幕墙

性、同质视觉等方面来评价。可以从视标缺失、视觉密集、镜面反射三个方面来进行基础评价。

（四）视觉环境的三个类别

从应用场景的角度，我们按实际的环境区域，可将视觉环境分为三个类别。

（1）局部视觉环境（图 8-5）

主要指读写等局部的近距离视觉环境，这个对人们的影响是最直接的。包括书本、台灯、

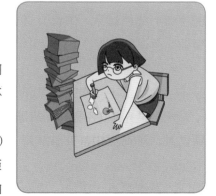

图 8-5　局部视觉环境示意

课桌椅、手机、电脑、电视、平板电脑，以及各种电子屏幕等。

（2）室内视觉环境

主要是指密闭和相对密闭的人类活动空间（图 8-6）。包括卧

室、教室、办公室、商场、室内娱乐空间、电梯、船舱、驾驶舱、
汽车空间、高铁车厢、飞机机舱、车厢飞行器机舱、太空站等。

（3）室外视觉环境

一般指人类活动的室外开放或半开放的空间（图8-7）。包括建
筑外墙、桥梁隧道、高速公路、室外演出场所、公园、康养小镇等。

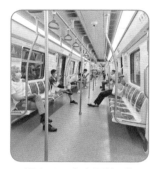
图 8-6　室内视觉环境

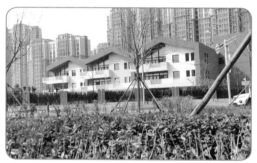
图 8-7　室外视觉环境

（五）关于视觉环境的基础知识

1.光源

（1）照度

照度是光源的主要指标，指照在指定表面的光强度。单位为
勒克斯，简称勒（符号为 lx）。1 流明的光通量均匀分布在 1 平方
米面积上的照度，就是 1lx。

（2）色温

色温是表示光线中包含颜色成分的一个计量单位。从理论上
说，黑体温度指绝对黑体从绝对零度（-273℃）开始加温后所呈
现的颜色。黑体在受热后，逐渐由黑变红，转黄，发白，最后发
出蓝色光。当加热到一定的温度时，黑体发出的光所含的光谱成

分，就称为这一温度下的色温，计量单位为"K"（开尔文）。

如果某一光源发出的光，与某一温度下黑体发出的光所含的光谱成分相同，就称为某 K 色温。如 100W 灯泡发出的光的颜色，与绝对黑体在 2527℃时的颜色相同，那么这只灯泡发出的光的色温就是：（2527+273）K=2800K。

（3）显色指数

我们把光源对物体真实颜色的呈现程度称为光源的显色性，中文为"显色指数"。以标准光源为准，将其显色指数定为 100，其余光源的显色指数均低于 100。显色指数有 15 种颜色，它们分别是：R1，淡灰红色；R2，暗灰黄色；R3，饱和黄绿色；R4，中等黄绿色；R5，淡蓝绿色；R6，淡蓝色；R7，淡紫蓝色；R8，淡红紫色；R9，饱和红色；R10，饱和黄色；R11，饱和绿色；R12，饱和蓝色；R13，白种人肤色；R14，树叶绿；R15，黄种人肤色。

太阳光和白炽灯均辐射连续光谱，在可见光的波长（380～760nm）范围内，包含着红、橙、黄、绿、青、蓝、紫等各种色光。物体在太阳光和白炽灯的照射下，显示出它真实的颜色，但当物体在非连续光谱的气体放电灯的照射下，颜色就会有不同程度的失真。

取前 8 种常见颜色的显色指数的平均值，记为 Ra，表征此光源显色性。显色指数用 Ra 表示，Ra 值越大，光源的显色性越好。取 15 种常见颜色的显色指数的平均值，记为 Re。特殊显色指数，指的是某种特定色彩的显色性，其中比较重要的是 R9，是红色光谱的显色指数。

《中小学校教室采光和照明卫生标准》中指出：教室照明光源的显色指数不宜小于 80。教室照明显色指数过低会使物体不能呈现出其真正的颜色，影响学生眼睛对物体色彩的识别。这种情况如果持续下去，会导致人眼辨色能力的下降和衰退，造成学生的色盲、色弱等严重的视力问题和眼部疾病。

若长期在显色性很差的光源下活动，人眼的锥状细胞敏感度也会降低，大脑辨别事物时会有意无意地更集中精力，容易带来眼疲劳，甚至引发近视。而色彩扭曲，还会对心理造成一定的影响，长此以往存在诱发和增加心理疾病的风险。

（4）眩光

眩光，是指眩目刺眼的光，一般因光源照度过强或照射方向不对以及和周围环境光差别过大而造成的。用统一眩光值（Unified Glare Rating，Ugr）衡量，是亮度处于视觉环境中的灯具发出的光对人眼引起不舒适感觉主观反应的一个心理现象。其值按《建筑照明设计标准》（GB 50034—2013）规定（同国际照明委员会规定）的办法计算。

（5）频闪

频闪就是指光源或者电子屏幕出现闪烁的情况。一般通过一个电子屏幕看另一种电子光源或屏幕，电子屏幕会看到闪烁或有一条亮线从屏幕的底部推移到顶部，又从底部出现。这样循环下去，给我们的感觉就是图像在闪烁。这个是电路振动造成的，如果频闪明显的话，会造成一定的视觉疲劳。传统电器的频闪有的在 50~80 Hz，这个有时候肉眼可见。中国行业标准对合格产品的频闪要求是 3125Hz，达到这个数值及以上，就比较安全了。

（6）照度均匀度

照度均匀度指规定表面上的最小照度与平均照度之比。照度均匀度＝最小照度值/平均照度值，最小照度值是按照逐点计算法算出来。

（7）光谱结构图

光谱结构图是指用光光源中各种光谱以及所呈现出来的比例所形成的结构图，可以用光谱照度计测试出来（图8-8）。光谱中最高点为1，其他部分的光谱以此为对比，体现不同的高度。自然光中，所有光谱呈现会比较完整和连续。不同时间点的光谱结构图会有所不同，例如早上和下午，红光谱偏高，中午就会蓝光谱偏高。

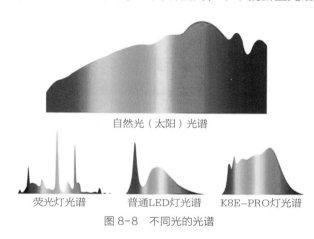

自然光（太阳）光谱

荧光灯光谱　　　普通LED灯光谱　　　K8E-PRO灯光谱

图8-8　不同光的光谱

（8）各种常用的光源

1）白炽灯：发光效率 7.4 ~ 19Lm/W；平均寿命 1000 小时；色温 2400 ~ 2900K；显色指数 99 ~ 100Ra。

优点：初始投资低；使用方便，不需要镇流器等电子配套设备；显色性极高，真实显示被照物体自然色彩；发光的亮度和光线扩散方向易于控制。

2）卤钨灯：比白炽灯发光效率更高、寿命更长。

优点：发出的光十分洁白，品质超群，加上精确的光束控制使它成为展示照明的理想选择；精致紧凑的外形为灯具设计师大胆创意预留了无限的空间。

3）荧光灯：发光效率 60～95Lm/W；寿命 9000～20000 小时；色温为冷白色 4500K、暖白色 3000K、日光色 6500K；显色指数 50～85Ra。

优点：因其高效、长寿及良好的显色性等优点，已成为日常生活中常用的光源之一。

4）节能灯：发光效率 50～70Lm/W；平均寿命 9000 小时；色温为 2700K、3000K、4000K、6000K；显色指数 82Ra。

优点：与白炽灯相比，省电 80%，流明维持率高，是绿色照明重点推广产品之一；寿命是白炽灯的 3～12 倍，无极灯寿命更是白炽灯的 15 倍，大大降低了维护费用；高显色性，被照物体呈现亮丽色彩。

5）金卤灯：发光效率 60～80Lm/W；寿命 6000～15000 小时；色温 3000～6000K；显色指数 65～90Ra。

优点：发光效率高，寿命长，结构紧凑，显色性好，性能可靠。

6）高压钠灯：发光效率 130Lm/W；平均寿命 28500 小时；色温 2000K；显色指数 25Ra；功率 50～1000W。

优点：发光效率高，寿命长，规格齐全，性能可靠。

7）LED 灯：LED 灯是一种新型发光光源，由于发展技术迭代的原因，技术参数差别较大，涵盖幅度非常宽泛，也被称为"未来光源"。发光效率 220～230Lm/W，平均寿命 50000 小时，色温 3000～13000K，显色指数 65～99Ra，功率 8～2000W，规格丰富。

优点：发光效率非常高，寿命很长，规格齐全，性能可靠。

小结：光效较高的有荧光灯、金卤灯、高压钠灯、LED 灯；显色性较好的有白炽灯、卤钨灯、荧光灯、金卤灯、高品质的 LED 灯；寿命长的有：高压汞灯、高压钠灯。

2. 色彩的知识

颜色可以分成两个大类，无彩色系和有彩色系。有彩色系的颜色具有三个基本特性：色相、纯度（也称彩度、饱和度）、明度。在色彩学上也称为色彩的三大要素或色彩的三属性。饱和度为 0 的颜色为无彩色系。

（1）色相

色相是有彩色系的最大特征。所谓色相是指能够比较确切地表示某种颜色色别的名称，如玫瑰红、橘黄、柠檬黄、钴蓝、群青、翠绿……从光学物理上讲，各种色相是由射入人眼的光线的光谱成分决定的。对于单色光来说，色相完全取决于该光线的频率；对于混合色光来说，则取决于各种频率光线的相对量。物体的颜色是由光源的光谱成分和物体表面反射（或透射）的特性决定的。

（2）纯度

色彩的纯度是指色彩的纯净程度，它表示颜色中所含有色成分的比例。含有色成分的比例愈大，则色彩的纯度愈高；含有色成分的比例愈小，则色彩的纯度也愈低。可见光谱的各种单色光是最纯的颜色，为极限纯度。当一种颜色加入黑、白或其他彩色时，纯度就产生变化。当加入的颜色达到很高的比例时，在人眼看来，原来的颜色将失去本来的光彩，而变成混合的颜色了。当然这并不等于说在这种被混合的颜色里已经不存在原来的色素，而是由于大量加入其他彩色而使得原来的色素被同化，人的眼睛已经无法感觉出来了。

有色物体色彩的纯度与物体的表面结构有关。如果物体表面粗糙，其漫反射作用将使色彩的纯度降低；如果物体表面光滑，那么，全反射作用将使色彩比较鲜艳。

（3）明度

明度是指色彩的明亮程度。各种有色物体由于它们反射光量的区别而产生颜色的明暗强弱。色彩的明度有两种情况。一是同一色相不同明度。比如，同一颜色在强光照射下显得明亮，在弱光照射下显得较灰暗模糊；同一颜色加入黑色或白色以后也能产生各种不同的明暗层次。二是各种颜色的不同明度。每一种纯色都有与其相应的明度。白色明度最高，黑色明度最低，红色、灰色、绿色、蓝色为中间明度。色彩的明度变化往往会影响纯度，如红色加入黑色以后明度降低的同时纯度也降低了；如果红色加入白色则明度提高，纯度却降低了。

有彩色系的色相、纯度和明度是不可分割的，应用时必须同时考虑这三个因素。

3. 空间的知识

（1）视距

视距是指眼睛和目标物体之间的距离，5m 以外为远视距，2 ~ 5m 为中视距，2m 内为近视距。60cm 以内为超近视距。正常视力而言，视距越短，越容易产生视觉疲劳。近视与近距离过度用眼有密切关系。

（2）视觉空间

视觉空间是指以观察者为视觉点的长、宽、高，三维空间中光、色、形的综合呈现。

（3）视标

视觉空间或视觉界面中，有一定形状或色彩的标的物，被称为视标。视标的缺失、紊乱等都会造成视觉疲劳。

（4）视觉密集

视觉密集是指视觉空间或视觉对象中，视觉单位过于密集（图8-9）。视觉密集会给视觉带来一些特定的效果，并且带来一定的视觉辨识压力，以及由此诱发心理压力。严重时有的人会出现不适感，甚至出现"密集恐惧症"。

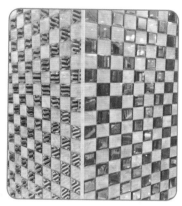

图8-9　视觉密集

（5）高空近视

飞行员在高空飞行，当视野比较单一时，视力会急剧下降，会从1.5锐减到0.4～0.6。这种现象称为"高空近视"。

（6）雪盲

雪地里，在没有防护情况下，长时间活动会引发视力下降，甚至致盲，这被称为"雪盲"。

（六）对视觉环境的初步判断

在改善视觉环境之前，我们必须先要有能力去判断视觉环境的好坏。

关于视觉环境的评测，这是个系统的专业行为。涉及3个维度，20多个基础指标，还不能像检测空气中的PM2.5那样使用简单一套仪器就行，而需要多种仪器的系统检测和综合分析。视觉环境是一门全新的交叉学科，而视觉环境评测又是这个学科当中的一个重要构成部分。

那么，在我们的现实生活中，如何快速判断一个视觉环境的好坏呢？这是一个非常现实并且重要的事情。

判断方式：一般采取检测加量表。为了简便有效的操作，我们每个维度抽取几个核心的关键因素来判断。

视觉环境健康的初步判定标准：

对光源、色彩、空间三个维度，每个维度抽取出 3 个指标，总共 9 个指标来评估。单项得分 –10 ~ 10 分。对光源、色彩、空间 3 个维度，以及整体空间进行评级，评级从 C 级到 5A 级，共 9 级。A 级以上的 5 个级别，是符合视觉环境健康的基础要求及以上的，可以正常居住活动。

原则：所有指标中，以最低分为准，不做平均分，也不做加权平均。

视觉环境的污染程度，从高到低，可以有 5 个程度的基础表述：明显视觉污染、轻度视觉污染、无明显视觉污染、有舒缓视觉设计、有动态的舒缓视觉设计。

具体 9 个级别的视觉环境情况如下：

C 级：严重的视觉环境污染，需要立即整改。

CC 级：有明显的视觉环境污染，需要重点整改。

B 级：有轻度的视觉环境污染，需要适度整改。

BB 级：有轻微的视觉环境污染，需要择机整改。

A 级：无明显的视觉环境污染，建议提升。

AA 级：有部分舒缓视觉的设计，建议保持或升级。

AAA 级：有变化的视觉舒缓的设计。

AAAA 级：有动态的视觉环境舒缓设计。

AAAAA 级：有智能动态的视觉环境舒缓设计。

C 级 为 –6 ～ –10 分；B 级 为 –1 ～ –5 分；A 级 为 0 ～ 2 分；AA ～ AAA 级为 3 ～ 5 分；AAAA ～ AAAAA 级为 6 ～ 10 分。

1）光源判定：–10 ～ 10 分，C 级 ～ 5A 级。

　　光污染：照度、眩光、频闪。

2）色彩判定：–10 ～ 10 分，C 级 ～ 5A 级。

　　色彩污染：色彩杂乱，色彩单调，色彩疲劳（大片深色）。

3）空间判定：–10 ～ 10 分，C 级 ～ 5A 级。

　　空间污染：视标缺失，视觉密集，镜面反射。

4）综合判定：–30 ～ 30 分，C 级 ～ 5A 级。

　　按最低结果来判定综合评定。例如，C，B，A，评定为 C，A，AA，AA 评定为 A0 分，不好不坏的黑白灰世界。

　　视觉环境基础评测表（表 8–1）：初步的视觉环境要求是不要有明显的视觉污染，通过简单的评测，我们能够完成判断。

表 8-1　视觉环境基础评测表（编号：A0001202201001）

项　　目	代表照片	数值	评级	项目评级
照度				
眩光				
频闪				
色彩缺失				
色彩杂乱				
单一色彩				
视标缺失				
密集视觉				
镜面反射				
汇总意见		总评级		
签字		复核		× 年 × 月 × 日

通过表格的方式，将主要评价的指数细则列入，根据实际测评情况填写后，做出相应的评价，之后存档，可以是纸质的也可以是电子的，存档后有统一编号便于追踪查询。例如编号A2019030001，共11位，第1位字母，代表区域A为亚洲总部（主要指中国），第2~7位是发证时的年份和月份，第8~11位为序列号，数量不够时，后面续破折号增加，例如A2020090009-1。

（1）光源的评测

主要依据照度计来测量评判，有经验的目测能发现主要问题。

照度，按照度单位勒（lx）来计量检测，不同区域有不同的标准值。如在距离地面0.75m测试照度，或在标准桌面测试照度，起居室照度100lx左右，餐厅照度150lx左右。教室／办公区照度300lx，在标准值的0.7~2倍之间算合格，之外算不合格，0.5倍以下为超低，在标准值的3倍以上为超高，如教室标准值为300lx，210~600lx算合格，150lx以下为超低，900lx为超高。

眩光（光源），有直射刺眼的光源，在正常活动范围15视分角（眼睛余光）能看到的刺眼的光，都可称为眩光。

频闪，指光的闪烁，有专门的仪器检测，一般情况可用手机来测试，照相或录像功能面对光源观察，明显看到闪烁，就是有频闪，容易造成视觉疲劳。

（2）色彩的评测

色彩的几种疲劳情况：主要是丰富性、协调性。细分：单调的色彩疲劳（无色彩，色彩缺乏），单一色彩疲劳（某些单一色彩的疲劳），色彩杂乱（主色3种以上且不协调）。

色彩缺失性：缺乏彩色，只有黑色、白色、灰色。

色彩杂乱性：主色彩超过5种，且搭配不协调，主色不明晰。

单一性疲劳：室内出现 3m 活动距离内，出现 $1m^2$ 以上的，1m 活动范围，出现 $0.2m^2$ 以上的，明度偏低的单一色块（颜色较深的蓝色、绿色、紫色、红色、橙色）。

（3）空间评测

空间与空间中平面与立体的形状。

空间的疲劳情况：空间的延展性、舒适性。细分：镜面眩光反射、单调视觉、同质视觉、密集视觉、视觉阻碍、视觉杂乱。

视标缺失：单一方向缺乏明确视标，出现 1 处以上。

视觉密集：出现小于视力表 0.2 单位的重复或类似图案或物件摆放，每平方米 100 个以上单位。

镜面反射：在正常视觉范围，出现 2 处以上镜面反射。

问题

1. 视觉环境是一门交叉学科，都涉及了哪些学科？
2. 视觉环境包含哪三个维度？

实践

1. 查看身边以及所在城市的视觉环境，找出 5 处以上明显的视觉环境污染。
2. 对你熟悉的一个环境，做 1 次视觉环境简要评估（列表）。

改善视觉环境的实践

（一）局部视觉环境的改善

局部视觉环境，是距离我们较近的视觉环境，也是对我们影响最大的视觉环境，80% 以上的视觉疲劳是在局部视觉环境中产生的。因此，局部视觉环境的改善，是整体视觉环境改善的核心部分。我们重点分析一下关于读写视觉环境、电脑（手机）视觉环境，以及桌椅、台灯两种近距离产品的视觉环境的改善。

1. 改善读写的视觉环境

读写视觉环境的特性：距离短、时间长、潜在影响深。读写视觉环境的改善，包括避免视觉环境的三个问题，以及一个视觉能力的调节。

（1）光的协调

不要强光（光的照度在 300 ~ 600lx 较为适宜）、不要背着阳光和主光源、光照均匀。不要有刺眼的眩光。读写空间不要直接摆在窗户旁边而没有窗帘的阻挡，避免过强的自然光直接照射。照度也不要太暗，如果没有专业设备，只能通过肉眼判断的话，以正常阅读不吃力为准。相对而言，灯光过亮比灯光过暗的风险更大。

以前用煤油灯、白炽灯等，其实照度都是不太够的，但是，近视发生率不高。主要是两个原因，一是没有过度的光照刺激；二是不论是煤油灯，还是白炽灯，其实都是发热发光，比较接近太阳光的光谱结构，光谱是连续而变化缓和的。现在荧光灯是气体发光，LED 是半导体发光，光谱结构都不太"自然"，光谱分布不是很缓和。就好比，我们之前虽然吃的食品种类少，但是都是自然食品，很少有问题；但是，后来吃的食品就有很多添加剂，非纯天然食品，虽然食品种类多了，但是问题却更大了。

在北京某别墅区，有一个典型的案例。家长把孩子的书桌放在二楼正对东侧的窗户，光照充足，光照时间长。孩子坐在那里表现得比较焦躁，总是偷偷跑地下室看书、写作业。而地下室的光照不够，视觉环境比较昏暗。结果，到小学三年级，孩子就近视了，而且性格也略显孤僻。

（2）色彩协调

桌面，以及桌面装饰物，慎用蓝、白色，较深的绿色、紫色等也不适宜在桌面和其他较近的距离较大面积地使用。

（3）空间协调

桌面要整洁，避免镜面反射桌面，可以用漫反射的哑光桌面，避免视线范围的其他镜面反射。抬头有视野，视野的扩充可以在正面，也可以在侧面，千万要避免三边"包围"的视野阻挡。

（4）视觉调节

使用少量符合视觉环境要求的装饰或摆件，放在视线范围内起到调节作用。例如，可以摆一件色彩丰富协调、造型优美的动物造型布娃娃。另外建议使用，经过专业设计和制作的视觉调节类产品，例如爽目卡（图9-1）等。

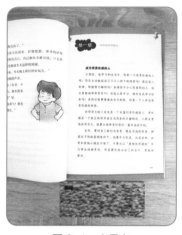

图9-1　爽目卡

爽目卡是根据视网膜的视锥细胞结构来设计的，550～770nm 特定光谱组合的设计，能调动视锥细胞的活力，提升视觉辨识力，且不产生明显的视觉疲劳。只有书签大小，使用时候放在书本边上，视线范围内即可。使用起来简便、安全、有效。根据临床测试，不论是通过对比视力和测试，还是调节近点的视疲劳测试，效果都是非常显著的。

（5）坐姿问题

老师和家长，都非常关心孩子的坐姿问题，重点是端正和适当的距离。"一尺一拳一寸"，眼与书本的距离要保持一尺以上，身体与课桌之间保持一拳的距离，握笔时手和笔尖保持一寸的距离。但是，有一点要注意，如果因为视觉疲劳，孩子身体自然往前凑，拉近了视觉距离，这个时候强行拉开距离，比如"矫姿器"设置距离过于远的话，反而有可能加重视觉疲劳！正常情况下，我们感到疲劳时会凑近一点，这是自然反应，看东西时才不会那么吃力。如果强行拉远，会增加眼睛调节强度，加重疲劳感。另外，如果我们改善视觉环境后，眼睛不容易疲劳了，也更利于保持一个好的姿势。

2. 电子视觉环境的改善

在这个电子信息时代，最大的视觉疲劳来自电子产品。视觉疲劳的重点，或者叫近视防控的重点，就是电子产品的视觉疲劳。对于这点，大家基本上是有共识的，但是一直没有真正有效的方法。一方面是认知不够，另一方面是缺乏科学手段。我们从视觉环境的角度入手，就能抓住一些核心要素，得到我们想要的结果。

电子视觉环境的特性：涉及面广（如影随形）、光照强度大、信息量大、依赖性强。我们在学习、生活、工作、交流、居家、出行、公共场所等场景时，几乎遍布电子光。

电子光主要来自两方面，一方面是照明光源，另一方面是电子屏幕。推行多年的"城市亮化工程"，以及 LED "节能计划"，导致目前室内外几乎全被高强度的电子光覆盖。电子屏幕的影响范围，更是广泛。从电视、电脑，到手机、平板电脑，再到电梯、汽车、飞机、教室、会所、商场，乃至室外，到处都是电子屏幕。LED 的发光效率是荧光灯的 2~3 倍，是白炽灯的 8~10 倍，以至于现在大多场合光照过度。电子屏幕越来越亮，都可以作为"手电筒"来使用了。同时，通过电子屏幕传递的信息量也是极其浩大的，一个 word 文档 10~20K；一张照片，随便就是 1~2M；视频更是 20~300M。做个简单的推算，照度增加 10 倍，信息量增加 10 倍，二者相乘，就是 100 倍。电子信息时代，我们的视觉疲劳是传统的 100 倍以上，视觉问题可想而知！

（1）光的协调

有背景光源（20W 内），屏幕不要对向窗户，有视野。使用电子屏幕时，屏幕对着窗户容易产生眩光反射，看屏幕会吃力。如果出现这种情况，又无法避免，要考虑拉上窗帘。屏幕的亮度，以看文字不吃力为准。如果调得太亮，会过度刺激眼睛；如果调得过暗，则会出现辨别文字吃力的情况，反而会加重视觉疲劳。有的自动调光模式，是可以采用的；而有的"护眼模式"，则是直接变暗，很多是变得过暗，不可取。

（2）色彩协调

屏幕背景，现在有了调节模式和"护眼模式"，大多是不太对的。有的调成绿色，有调成黄色，有的调成花色。大家想当然认为绿色好，不仅把墙壁、装饰等，连屏幕背景等，都换成绿色的，这都是不符合视觉环境要求的。绿色、蓝色，是要杜绝的，很多人实践过了，因为这会让视觉辨识困难，绿色和蓝色光谱频率也偏高，更容易产生视觉疲劳。相对比较理想的，是浅黄色和浅粉色。还有就是，专门针对视觉细胞结构来设计屏幕背景。目前还在研发中，没有成型的案例。

（3）空间协调

家庭和办公场景中，使用电脑较多。建议办公空间不要做太多、太高的隔断。适宜做较低隔断，让人一站起来，就有较好的视野。平时眼睛累了，可以站起来看看四周。

（4）视觉调节

可以在桌面摆放 1～2 个布娃娃，或者其他摆件，要求色彩丰富、协调。还可以摆放小的盆景花。一般不建议摆放小绿植。因为绿色在近处，并不一定能起到缓解视觉疲劳的作用，甚至可能带来新的视觉疲劳。比较合适的选择，是用爽目仪等一类专门用于电脑、手机等电子产品视觉环境改善的技术和产品。

爽目仪的原理是采取双向光干预的技术，由纵向的爽目光源和横向的爽目卡两部分组成。纵向光源模仿自然光从上而下照射，给屏幕提供一个环境背景光，能减少屏幕的视锐度，缓解单一屏幕光的刺激，特别是在较黑暗的环境下，能明显缓解屏幕单一强光刺激。同时给键盘和周边环境提供一个基础光源。一般使用爽目仪的时候，可以不打开其他任何光源，这样也不打搅室内其他人员，还可能节约照明用电。横向的爽目卡，与读书写字用的爽目卡是一个原理，特定 550～770nm 的光谱组合，能调动视锥细胞的活力，提升抗疲劳的能力。在实际使用中，能缓解 30% 以上的视觉疲劳，并且出现眼睛比以往湿润的情况，减少了点眼药水次数。甚至有的人，直接就不再点眼药水了。实际观察发现，以往使用电子产品，1～2 小时会产生明显视觉疲劳，而使用爽目仪以后，能延长到 2～3 小时，甚至更长。正常使用电子产品，视觉疲劳就能得到明显的缓解。特别是新冠肺炎疫情期间，很多孩子因为上网课，视觉疲劳大大增加。中国教育部在 2020 年 6 月，对 9 个省市中小学在疫情期间视力变化做了调研，发现近半年中小学近视率暴增了 11.7%。而做了视觉环境改善的孩子（图 9–2），视力就能得到较好的保护。特别是使用爽目仪和爽目卡的孩子。有部分孩子，视力不但没有下降，视力还有所恢复。我们观测到的一个北

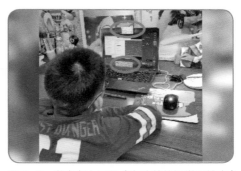

图 9-2　学生在上网课（在改善的视觉环境中）

京的案例，孩子原先视力近视 275 度，使用了爽目仪，再经过一段时间网课后，视力反而恢复到了近视 125 度（图 9–3）。这个就像一些疾病，如果换了一个环境好的地方工作，同等工作强度下，疾病会有所减轻，甚至康复。视觉也是如此，当视觉环境改善了，在正常的视觉工作学习强度下，视力会有所恢复。

（5）关于防蓝光

大家对防蓝光，可能有一些误解。如果眼睛有一些畏光的

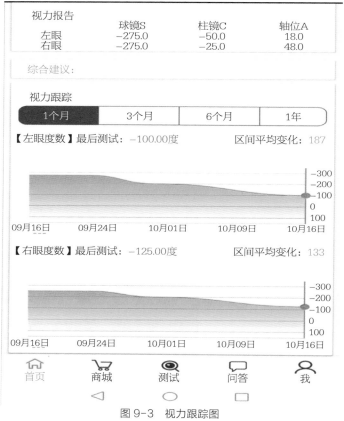

图 9-3 视力跟踪图

从左眼 −275 度、右眼 −275 度，到左眼 −100 度、右眼 −125 度

情况出现，可以适度使用防强光的眼镜，而不是单独佩戴防蓝光的。所谓蓝光，是指 380～505nm 波段的光。但并不是所有的蓝光都是有害的，在电子产品中，电子屏幕的蓝光波段，一般在 430～500nm。而对人们可能产生伤害的蓝光，在 380～430nm。正规厂家出厂的电子屏幕，一般不会发出低于 430nm 的光谱，也就不会产生明显的蓝光危害。因为蓝色是三原色之一，真要是防

住蓝光，就没有彩色了。

3. 关于台灯的科学选择与使用

台灯是近距离光源中最重要的光源，也是使用量最大、关系最密切的光源，因此对台灯的科学选择和使用尤为重要。

台灯的特性：应用面广，影响巨大，错误较多。

（1）关于照度

一般读写使用时，台灯照度在 300～600lx 即可，高精度的绘画，台灯照度可以到 900lx。台灯不是越亮越好，虽然灯光过暗会对视物有所影响，但是灯光过亮，风险反而更大。一般情况而言，如果没有仪器精准判断，在不影响正常读写情况下，台灯尽量调暗一些。

（2）关于眩光与角度的问题

一定要避免眩光，否则特别容易产生视觉疲劳，诱发近视。台灯产生眩光，主要有光源和角度两方面原因。有的台灯做了防眩处理，即便直视光源也不会太刺眼。另外，一定要注意角度，即便光源做了防眩处理，也要调节好角度。需要按照使用者的身高来调整适合的角度，以正常阅读时眼睛的余光不看到光源为准。如果能看到光源，就会产生眩光，非常容易造成近视，及带来视觉心理压力。北京海淀某学校就有这样一个案例：姐妹俩是"学霸"，视力一直很好，但是有一年忽然两个人都近视了。家长平常很注意保护孩子的视力，一直查不出原因。后来视觉环境师上门查看，才发现问题。原来是给孩子换了两盏好一点的台灯，但是因为家长按照自己的身高调整的角度，而孩子的身高较矮，坐下时眼睛能看到光源，于是就产生了眩光。只此一条，所有保护视力的努力都付诸东流。所以，在视力保护中，所有环节都要关注，不能遗漏和出差错。

（3）其他指数

台灯不要有频闪，这个可以用手机拍照功能来简单测试。打开手机拍照功能，摄像头对准台灯的光源，看到闪烁即可判定有频闪风险。

台灯的色温建议在 3500～6500K，可以根据使用调节最好。如果不想这么麻烦，可以固定在 4500K 左右。如果没有专门的设备检测，可以考虑用肉眼做简单的判断，不要明显发黄或发红，也不要发白到有点刺眼，大致就是在 4000～5000K。

台灯的显示指数，按照标准要在 80 以上，有条件的话，最好是 90 以上。现在有些台灯的显示指数可以做到 95 以上，但是 90 以上就非常好了。这个显示指数需要仪器检测，有些厂家会标注或者宣传上会有说明。

台灯的光谱结构，这个需要专门的设备检测和专业的视觉环境师来分析。简单判断，就是光谱比较缓和、连续，单一蓝光不是特别凸显，即比较好的光谱结构。

（4）关于生物安全台灯

有些台灯，在光源上做了更深的处理，过滤了对视觉和身心有一定伤害的光谱，例如紫外光、近紫外光、短波蓝光、视网膜热红光等。这样的灯我们称呼为光生物安全灯，是学生台灯中要重点考虑的种类。

（二）室内视觉环境的改善

1.儿童房的改善

儿童及青少年近距离用眼，主要在两个室内空间，一个是教室，另一个是卧室。这两个空间的视觉环境得到改善后，对室内环境空间的安全保护，就做到了 90% 以上。因为"眼睛是心灵的窗户"，孩子眼睛得到呵护后，情绪会更稳定，因此专注力会提升，心理压力会减少，患上心理疾病的风险也会降低，所以，这两个空间的视觉环境改善意义非常重大，也是非做不可、极其急切的事情。

　　儿童房的视觉环境改善，可以确保孩子在家里时的用眼安全。这是一个系统的工程，需要科普 + 系统方案 + 后续服务（变动、护理），系统方案包括灯光、墙壁、窗帘、桌椅、地板、装饰等光与色彩、空间系统协调规划。

　　我们在北京丰台做过一个儿童房的整体打造实际案例。这是一个 10 岁小女孩的卧室和书房（图 9-4 ~ 图 9-5）。顶灯、台

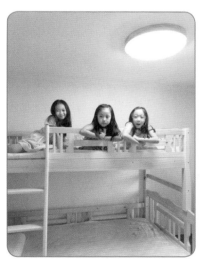

图 9-4　小主人与小朋友开心分享
（顶灯专业设计，床单独选定，墙壁已经涂刷护眼涂料）

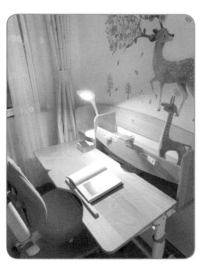

图 9-5　儿童房读写空间

灯、墙壁、墙饰、窗帘、桌椅、家具等，全部符合视觉环境要求，孩子也非常喜欢。除了孩子的视力得到保护，还带来了两大明显的改变。一是孩子能坐得住了，提升了专注力，做作业速度加快，不用家长再操心了。之前，测试照度超标 2 倍以上，超过1300lx，显色指数也不达标，墙壁为白色，窗帘、桌椅、台灯等也都有明显的视觉环境问题。所以孩子在这样的环境中，是待不住的。与很多孩子一样，做作业是个大问题。每次家长在客厅休息时，孩子一会儿就出来一次，根本坐不住。二是孩子变得开朗了，愿意带小朋友到家里玩，也愿意跟大家分享。而以往性格有点内向，不爱交流，有轻度的自我封闭倾向。孩子在安全的视觉环境下学习、休息，既不容易患近视，又在专注力和性格上都得到提升和改善。家长非常开心，觉得这个改造非常有价值。

2. 教室的视觉环境：健康安全的教室

教室的视觉环境改善，可以确保孩子在学校时的用眼安全。这是一个系统的工程，需要科普 + 系统方案 + 后续服务（变动、护理），系统方案包括灯光、墙壁、窗帘、桌椅、地板、装饰等光与色彩、空间系统协调规划。

以下是笔者早期在北京某公立学校做的改造案例（图 9-6～图 9-9）。

灯光：均匀柔和，照度做到了 358lx，光谱结构比较缓和。

色彩：墙壁四周用了浅粉色。桌椅重新调换，采用更符合视觉防护要求的浅黄色木纹桌椅。地板采用了两种特定光谱组合的地胶。

空间：在后墙上做了手工彩绘，并把班级的标志、文化等融入其中。四周也做了一定的彩绘。

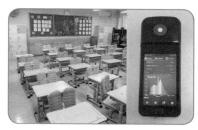

图 9-6　改造前的测试

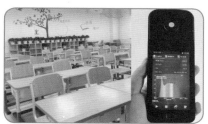

图 9-7　改造后测试

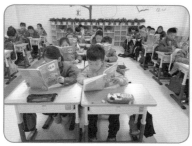

图 9-8　学生在开心学习

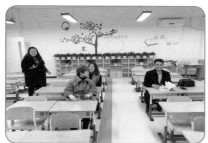

图 9-9　参观者正在开心体验

反馈：现场使用对比后，效果非常显著，学生、老师及其他参观者，在改造后的空间体验感觉都是非常的舒适轻松，但是到以前没有改造过的教室时，视觉和身心有明显的不舒适感。甚至对比较敏感的人，走到门口就不愿再进去了。

从实际的数据测量而言，改造前后有比较明显的差别。改造后照度为 358lx，达标，之前是 192lx，不合格（标准为 300～600lx）。再看光谱结构，原来的光源，其光谱结构有多个尖细的波峰，对视觉细胞的疲劳刺激较深，而改造后光源的光谱结构就缓和了许多。这种改变长时间累积下来，差别就会非常大。特别是这种疲劳传递到心理层面，会对专注力和心理健康造成比较直接的影响。所以，一定要为青少年创造一个健康安全的视觉环境。

我们还为多个其他地方的教室做过视觉环境方面的改善，效果都非常好。我们给河北的一个小学班级做教室空间改造，发现 8 个多月之后，对比班的视力良好率为 36.11%，而做过视觉环境改善的班级，视力良好率为 41.18%，高出 5.07。另外，有学校的校长还反馈，孩子在这样的空间学习，自信心还增加了！询问原因，说是在世界上领先的视觉健康空间学习，感到非常骄傲。

3. 办公与会所等的视觉环境：安心高效的空间

我们也做了一些整体办公空间，以及会所的视觉环境打造，同样取得了超乎人们预期的效果。

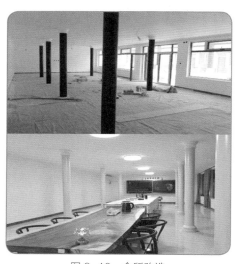

图 9-10　会所改造

这是我们在北京昌平指导改造的一个国学会所（图 9-10）。最初的规划中，室内的柱子、墙壁及光源设计，为传统的设计规划。儿童和青少年并不喜欢那样的环境，有一定的压抑感，视觉疲劳明显。我们提供改善意见后，重点改了柱子的颜色和墙壁及灯光的配置。整体感觉就舒服了很多，没有那种压抑感了，孩子的视觉疲劳也得到了很好的缓解。因此，在这样的环境里，孩子的视力可以得到保护，孩子的身心也会愉悦，对专注力、创造力等的提升，都有一定的帮助，并且在情绪得到改善后，患上心理疾病的概率也会降低。

下面是我们对某办公空间视
觉环境打造的案例（图9-11）。
该空间中，灯光、涂装、窗帘、
地毯、家具、茶几等，都是统
一协调打造。有了较好的舒适性
以后，人们就愿意停留在这个空
间，思路开阔，工作效率也高。

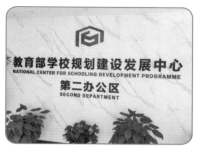

反馈：已经有国内外很多领
导、专家到访体验，一致认为环
境的舒适性明显提升，在该空间
内没有明显的视觉疲劳感。从早
上7点到晚上11点，工作状态
都很好。如果去对面传统的装修
空间，就会有明显的不适感。之
前因为没有体验更好的视觉环境
空间，大家是没有这个感想的。
就像我们认为北京的空气没什么
不好，但是去过三亚后，就觉得
北京的空气质量有待提升。

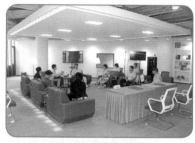

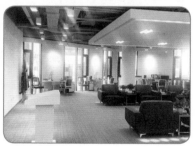

图9-11　办公室改造

（三）室外视觉环境的改善

其实最能影响人第一印象的，还是外观。建筑也是如此，建
筑的外观设计、外墙的涂料，对人的判断影响很大。好的楼盘和
建筑，大多在外观上是下了很大功夫的。

如果一个学校，从整体外观到室内环境，都做了视觉环境的

规划，那对于孩子身心健康是再好不过的事情。

下面是我们对延安新区第一小学新建校区的指导，最开始的方案（图9-12）是由某著名设计机构独立完成，具有较好的美观性和一定的创新性，但是无法满足视力保护的需要。因此，校长坚持让我们参与并主导完成。我们按照视觉环境的要求调整了整体方案（图9-13~图9-15），校方非常满意，原设计人员看了也觉得新方案采用12种左右的颜色，不仅色彩丰富、协调，还把白亮污染、单一色彩及色彩节奏紊乱等老校区和原方案存在的问题，都给解决了。为孩子提供一个赏心悦目的、健康快乐的学习空间。

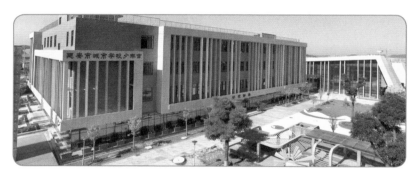

图9-12　原校区的现有外墙色彩方案（色彩的选择以及色彩的协调性都需要提升）

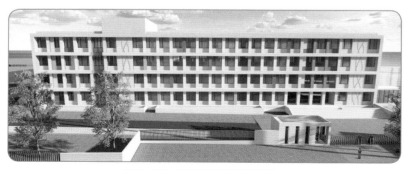

图9-13　新区教学楼的正视图1

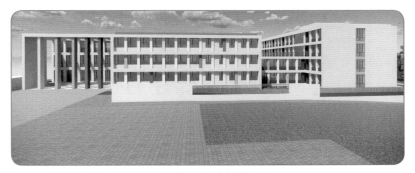

图 9-14　新区实验楼的正视图 2

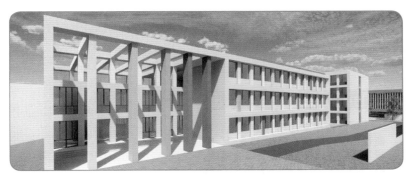

图 9-15　新区实验楼的侧立面图

问题

1. 为什么视觉环境改善后，人会更容易平静？

2. 灯光过亮的风险大还是过暗的风险大？

实践

1. 观察一下所在城市比较出名的建筑，与其他建筑比视觉上有什么不同感受？

2. 观察体验知名品牌的色彩，与一般品牌有什么差别？

巧妙提升专注力

因为 87% 的信息来自视觉，通过对视觉与色彩的训练，可以巧妙地提升专注力。

（一）彩色读字训练

读颜色 考反应

只能读出字体所涂的颜色，不能说出字的意思，例如："蓝蓝"应说"蓝红"，说"蓝蓝"则为错误。速度越快、错误越少者说明反应越快。

红 黄 绿 蓝 黑 　　紫 橙 黑 红 黄
红 黄 绿 蓝 黑 　　红 绿 黑 绿 黄
红 黄 绿 蓝 黑 　　黄 蓝 绿 蓝 黑
黄 绿 黄 蓝 紫 　　黑 蓝 红 紫 黄
蓝 绿 黄 黑 红 　　红 黄 黑 红 黄
红 红 黑 绿 蓝 　　黄 黑 紫 绿 紫
黑 红 绿 蓝 黄 　　黄 黄 黑 绿 黑
蓝 黑 黄 紫 绿 　　黄 蓝 绿 红 蓝

图 10-1　彩色读字训练

以下彩色文字（图 10-1），以实际文字为准来阅读，每次阅读后，记录时间。这个训练需要保持高度和持续的专注。不能同时促进色彩辨别和大脑左右脑的结合。

180 秒：及格

120 秒：良好

90 秒：优秀

60 秒：卓越

可以每天训练 3~5 次，持续 21 天，记录进展（表 10-1）。

表 10-1 读字训练记录

序 号	测试时间	最好成绩	优良判断
1			
2			
3			
4			
5			
6			
7			
8			
9			
10			
11			
12			
13			
14			
15			
16			
17			
18			
19			
20			
21			

（二）舒尔特训练

1. 舒尔特训练（升级前）

图 10-2 由 25 个方格组成，格子内任意排列 1~25 的共 25 个数字。测量时，要求被测者用手指按 1~25 的顺序依次指出其位置，同时诵读出声，施测者一旁记录所用时间。数完 25 个数字所用时间越短，注意力水平越高（图 10-3）。

4	17	9	14	23
10	20	3	16	19
22	7	12	2	8
24	1	18	25	15
6	13	21	11	5

图 10-2 舒尔特方格

每天花5分钟，影响孩子一生的注意力

以国际标准尺寸5x5 测试工具

5-8岁	9-11岁	12-14岁	15-17岁	注意力	成绩状态
15秒	13秒	11秒	9秒	卓越	前10名
24秒	22秒	20秒	18秒	优秀	中等偏上
30秒	28秒	26秒	24秒	中等	中等偏下
40秒	38秒	36秒	36秒	差	差

据相关部门统计：有42%的孩子上课时不能很好地集中注意力；60%的孩子不能坚持听课30分钟以上，20%的人"经常走神"。

图 10-3 成绩对应表

5~7 岁：达到 30 秒以下为优秀，46 秒属于中等水平，55 秒则问题较大。

7~12 岁：能达到 20 秒以下为优秀，36 秒属于中等水平，45 秒则问题较大。

18 岁及以上：最好可达到 8 秒的水平，25 秒为中等水平。

图 10-4 为舒尔特（升级前）训练素材，表 10-2 为舒尔特（升级前）训练记录表。

1	3	9	23	4
8	21	5	11	17
18	12	14	24	15
16	10	7	20	13
19	25	2	22	6

8	25	4	12	20
19	21	15	24	16
23	9	11	7	13
3	17	5	18	2
10	14	1	22	6

19	16	4	20	13
9	5	14	10	15
22	1	24	17	12
4	7	21	3	6
11	2	18	23	25

18	21	4	22	15
13	16	24	8	6
3	11	1	12	19
17	5	9	23	25
14	2	7	20	10

24	20	25	10	6
4	17	14	21	15
8	23	7	1	3
11	18	5	19	22
9	2	12	16	13

16	14	3	8	12
4	18	21	15	6
20	11	13	24	2
25	7	17	5	19
22	10	1	9	23

23	4	21	16	24
6	18	14	8	19
10	20	1	12	22
7	5	17	15	2
3	9	11	13	25

16	14	18	7	17
3	10	12	20	2
13	21	15	23	8
9	24	1	19	5
22	4	6	11	25

16	23	2	9	3
19	5	13	21	6
17	1	24	10	12
8	14	4	18	7
25	22	11	15	20

12	4	22	5	8
23	25	14	17	10
2	16	11	24	19
21	18	9	6	3
13	7	1	15	20

10	23	9	19	2
4	6	12	7	15
14	24	1	18	11
17	8	21	5	20
22	3	13	16	25

5	13	3	11	24
8	20	22	9	18
10	16	14	2	12
21	6	23	7	17
4	1	15	19	25

图 10-4 舒尔特（升级前）训练素材

表 10-2　舒尔特（升级前）训练记录

序　　号	测试时间	最好成绩	优良判断
1			
2			
3			
4			
5			
6			
7			
8			
9			
10			
11			
12			
13			
14			
15			
16			
17			
18			
19			
20			
21			

2. 升级后的舒尔特训练

将图 10-5 的数字顺序默记后填入图 10-6。这个训练把专注力和记忆力一同练开了，既提高了难度，也培养了图像思维。

12	22	9	20	8
24	5	7	4	23
6	11	2	25	10
1	17	13	18	3
15	19	21	16	14

图 10-5　彩色舒尔特方格

图 10-6　训练空表

成绩计算，默记全对为记录。

180 秒：及格

120 秒：良好

90 秒：优秀

60 秒：卓越

可以每天训练 3 ~ 5 次，持续 21 天，记录进展（表 10-3）。

表 10-3　升级后的舒尔特训练记录

序　号	测试时间	最好成绩	优良判断
1			
2			
3			
4			
5			
6			
7			
8			
9			
10			
11			
12			
13			
14			
15			
16			
17			
18			
19			
20			
21			

问题

1. 为什么通过视觉训练能提升专注力？

2. 指出两种简便的专注力训练法。

实践

1. 练习彩色读字法，并记录成绩。

2. 实践升级的舒尔特训练法。

附录

———

近视防控的盲点与误区

室内视觉环境的盲点与误区

视觉污染严重影响青少年，99% 的空间有视觉污染！

无处不在的视觉环境污染，就是那些通过局部视觉环境、室内视觉空间反映出来的环境污染问题，干扰青少年的生物节律、危害青少年身心健康。但是这些视觉环境的盲点，因为缺乏常识和视觉环境科学认知，常常被父母家长、老师、青少年忽视，造成非常令人遗憾的结果。

一位儿科医生曾经遇到一个婴儿患者，婴儿的眼球呈爆裂纹状。家长很焦虑，不知道什么原因造成的，经过一番分析排查，原来是给婴儿洗澡的时候，仰面状态的婴儿眼睛对着浴霸强光，时间长了，就出了问题。这是家长缺乏护眼健康常识导致的。

一个 4 岁孩子被发现斜视。孩子还是婴儿的时候躺在婴儿房小床上，因为房间内只有一个灯，于是他就朝一个方向看，时间久了就斜视了。

一个 3 年级小学生突然近视。这个孩子平时爱看书，不玩手机、电脑，视力正常。后来他爸爸给他换了一个亮一点的新台灯，结果近视度数增加了 300°。原来是台灯放的位置露出了灯头，强光刺激孩子眼睛导致近视。

有一个 8 岁的小女孩喜欢在卫生间看书，卫生间灯不太亮，她就开浴霸，一段时间后不知不觉就近视了。家长没有发现孩子的不良用眼习惯，因此没有及时纠正她的行为，最终孩子不得不佩戴眼镜。

　　一个 10 岁的男孩子在北京某知名教育机构上学。该教育机构安排的课在户外活动居多，亲近自然，还规定学生不看手机、不看书、不上网课。结果孩子不仅视力下降，还患上了轻微自闭症。家长百思不得其解，于是找我们分析检测。我们发现问题的根源是孩子房间内的顶灯、台灯、墙壁、窗帘所构成的视觉环境不合格。后来调整孩子房间的局部视觉环境后，他的眼睛不再容易疲劳了，视力大幅度恢复，自闭状况也得到改善。

室外视觉环境的盲点与误区

　　一般白粉墙的光反射系数为 69%～80%，镜面玻璃的光反射系数为 82%～88%，特别光滑的粉墙和洁白的书簿纸张的光反射系数高达 90%，构成了现代新的污染源，可对人眼的角膜和虹膜造成伤害，引起视疲劳和视力下降。

　　杂乱无章的建筑物、凌乱不堪的电线和电杆、密如篱笆的电视天线、令人眼花缭乱的广告牌等，会引起视觉污染。它会使人们情绪烦躁、郁闷不悦、疲劳倦怠、注意力不集中、自控能力减弱，甚至会诱发神经官能症。这些症状都与视觉环境污染有一定关系，严重时甚至会导致自杀。

　　比较令人震惊的室外视觉环境设计不当导致自杀的案例。

　　韩国首尔麻浦大桥开建于 1968 年 2 月，竣工于 1970 年 5 月，在 2007 年至 2012 年间，超过 100 名自杀人士选择在麻浦大桥跳下自杀，令麻浦大桥一度背负着"自杀大桥"名号。

　　在 2012 年 6 月 30 日，三星生命保险和首尔市表示，通过举办"我们建设的生命之桥"活动，征集了设置在麻浦大桥栏杆上的信息和照片，对麻浦大桥进行了重新修整。2012 年 9 月 26 日，麻浦大桥冠名为首条"生命之桥"。

　　不料一年之后，在麻浦大桥上自杀的人数同比增长了六倍。

　　大桥上写满了征集过来的，各种温馨劝解的话语和图片，比如"3 年前担心的事情，还记得吗？1 年前的担心呢？6 个月的担心呢？现在的担心，也会很快变成那样的呀""不要苦恼了，对于人生来说，是没有正确答案的"。由于增加劝解文字和图片的同时，也增加了 led 灯光背景，而人的眼睛在看文字信息及看 led 灯光时，比看户外的其他环境更容易产生视觉疲劳，并在一定程度上产生焦躁的情绪。这会导致本来还在犹豫的人变得不犹豫，进而促使其自杀。

其他常见的盲点与误区

1. 关于遗传

近视主要是后天环境造成的，先天遗传的因素不到5%，而且临床观察发现，只有夫妻双方都是800°以上的高度近视时，才会出现显性的遗传。所以大家不必太紧张。

2. 关于绿色护眼

这是一个重大的误区和盲点。绿色波长较短，明度中等，近距离、大面积使用，以及作为背景使用，都是比较容易令人产生视觉疲劳的。所以大家不论在粉刷墙壁、选择家具，还是设置手机、电脑的屏幕背景时，都不适宜大面积使用绿色，可以选择浅粉色、浅黄色等。

问题

1. 绿色是否护眼？
2. 近视一定会遗传吗？

实践

1. 发现收集身边3个以上护眼的误区。
2. 与3个人以上探讨护眼的误区。